女医問題ぶった斬り!

女性減点入試の真犯人

筒井冨美

光文社新書

序章　東京医大事件が世に問うもの

苦しい弁明、語られない本音

東京医科大学は東京都新宿区にある私立医科大学である。「1988年、OBの中嶋宏先生が世界保健機関の事務局長に就任（日本人初の国連機関トップ）」「1994年、ビートたけし氏バイク事故の治療」などで話題になった、いわゆる「中堅私立医大」と呼ばれる医大群の一つである。

近年の「医学部超人気」「学生の都心回帰」「総額2980万円という（私立医大にしては）安めの学費」の相乗効果で、偏差値は上昇の一途であり、入試難易度は少なくとも早稲田大学や慶応大学の非医学部以上と推察されていた。

2018年、東京医大は全国的な話題をさらった。発端は7月、文科省の高官が「息子の不正合格と引き換えに、文科省の支援事業で同校に便宜を図った」として、受託収賄の疑いで逮捕されたからである。そして8月、受託収賄の捜査過程で、女性や多浪受験生に対する減点操作が明るみに出て、文科省高官裏口入学を凌《しの》ぐ大騒動に発展した。

「女性差別だ！」「憲法違反だ！」という非難が同校に殺到し、東京医大の前にはデモ隊が出現した。一方で、「必要悪」「そんなの医大受験生にとっては公然の秘密」「統計的に男女で合格偏差値の違う医大は東京医大だけじゃない」「そもそも医師国家試験の合格率はコンスタントに女性の方が数％高い」のような意見も、SNSの匿名記事などで多数見られ、文科省は全医大の入試不正について本格調査に乗り出した。

12月、文科省は「不適切入試」として10医大の実名を挙げた。また「不適切な事案」として「同窓生子弟優遇」「特定地域出身者優遇」「現役生優遇」「男性優遇」の4項目を挙げ、「大学側の自主的な公表」を求めた。

名指しされた各医大も相次いで釈明記者会見を開き、前3項目については比較的あっさり認めたが、「男性優遇」に関しては歯切れが悪かった。近年のポリティカル・コレクトネスや女性活用ムードを意識したのか、「男子学生の辞退率が高かったから」など、苦しい言い訳が並んだ。特に某医大の「女子のコミュニケーション能力が高く、補正する必要がある」という謎の弁明には、多方面からの非難が殺到した。

「女医は産休・育休・育児時短のリスクが高い」「女医は外科系や救急科を回避する傾向が強い」「医師不足の深刻な大学病院では、当直や重症対応の可能な男性医師が欲しい」という、普段から大学病院幹部が口にしているストレートな弁明は、記者会見で公言されることはなかった。

女医をめぐり、混迷する医療現場

「入試男女差別は絶対許されない！」と公言する評論家は多いが、現実に進行する一方の外科医や当直医の不足、勤務医の過労死について、対案を挙げる人はほとんどいなかった。

「女医を排除するのではなく、女医が働きやすい環境を整備せよ！」と盛んに言われるが、「ママ女医の産育休時短の裏で、月当直15日の男性医師」のような過労死寸前の長時間労働医師については、今回の騒動では黙殺された。

医大幹部も厚労省も文科省も、女医をめぐって混迷する医療現場の労働環境については固く口を閉ざし、誰も本心では信じていないような薄っぺらいタテマエばかり並べるので、「女性活用」や「医師の働き方改革」についてますます問題をこじらせているように思える。

私は1990年代に医大を卒業し、ドラマ『白い巨塔』のような「月給14万円」「40時間連続労働」「教授と研修医は君主と雑巾」が当然だった時代の大学病院に就職した。すごろくの駒を進めるように、専門医→博士号→留学→医大講師となったが、２００４年に始まった新研修医制度に端を発した医療崩壊の波に翻弄され、２００７年にフリーランス麻酔科医に転身した。

通算１００以上の病院に出張し、数多《あまた》の外科医と組んで手術をこなしてきた。国立・私立・個人クリニック・大学病院・精神科閉鎖病棟・都心のセレブ系美容整形・廃院寸前の僻《へき》地《ち》病院まで、様々な病院を内部から観察し、政治家・プロスポーツ選手・AV女優・刑務所受刑者など、様々な患者を担当することによって垣間見た医療現場の真実を報告したい。失って困るような肩書もないので、ポリコレ棒を恐れず、医療現場の現状と本音を躊躇《ちゅうちょ》せず報告しようと思う。

本書は5つの章から構成されている。「手っ取り早く東京医大騒動について知りたい」という方は第2章（「女医と東京医大事件」）から、その背景もしっかり知りたい方は第1章（「女医の年代記」）から、女医を目指す受験生やその保護者は第3章（「女医の人生すごろく」）から、女医……いや女性活用に悩む管理職は第4章（「女医の使い方」）から読むのがお勧めである。

スローガンだけに終わらず、真に有効な「女性活用」「医師の働き方改革」、さらには「持続可能な全世代型社会保障」のためのヒントを提供できれば幸いである。

女医問題ぶった斬り！——目次

第5章　令和を生きる女医たちへ――201

第1章　女医の年代記

１－１　女医のあけぼの（紀元前２７００年〜１９４５年）

世界最古の女医、ギリシア神話の女医

記録のある世界最古の女医は、紀元前２７００年頃の古代エジプトの女医、メリト・プタハ Merit Ptah であり、世界最古の女性科学者とも呼ばれている。カイロ南郊のサッカラの集団墓地には、彼女の肖像を刻んだ壁画が残されている。高僧だった彼女の息子が「医者の長」と記しており、ファラオや王族に仕えた医師の中でも指導的地位にあったことが推察される。金星のクレーター「メリト・プタハ」は、彼女に因《ちな》んで命名された。

古代エジプトには同様に、紀元前２４００年頃に活躍した女医ペセシェト Peseshet も存在する。政府高官だった息子と共にピラミッドに埋葬され、墓碑には「女医たちの監督官」という称号が残されている。

また、ギリシア神話におけるヒュギエイア Hygieia は、医神アスクレピオスを父に持つ、健康や衛生をつかさどる女神として知られている。父アスクレピオスは肖像画で、蛇の巻き

付いた杖《つえ》を持って描かれることが多く、蛇の巻き付いた杖は医の象徴とされており、世界保健機関など医療機関のシンボルマーク（**資料1**）として採用されている。娘ヒュギエイアは蛇の巻き付いた杯を持って描かれることが多く、蛇の巻き付いた杯は薬局など薬学のシンボルとして用いられることが多い（**資料2**）。

ヒュギエイアは女性の健康を守る神として民間信仰を集め、紀元前4世紀頃には、ローマ

資料1　世界保健機関のシンボルマーク

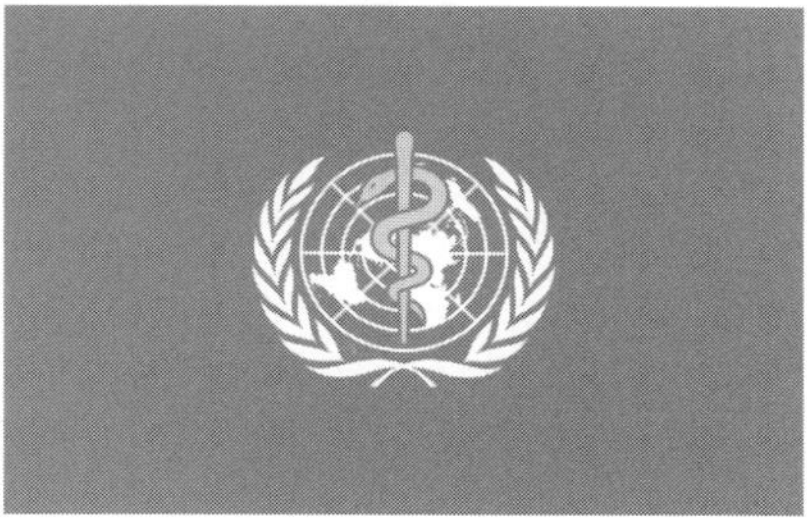

資料2　フィリピン病院薬剤師連合のシンボルマーク

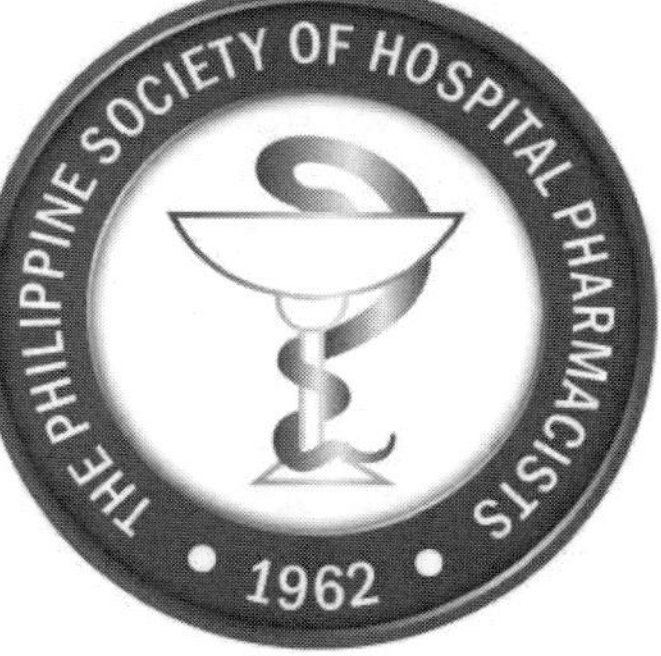

の丘に彼女を祀《まつ》った神殿が建てられている。英語の衛生（Hygiene）の語源でもある。

中国には四大女医

中国は伝統的に「中国四大料理（北京・上海・広東・四川）」や「中国四大名著（『三国志演義』『水滸伝』『西遊記』『紅楼夢』）」や「中国四大家魚（草魚・青魚・白連・黒連）」など、何かにつけて「四大」を尊ぶ伝統があるが、「中国四大女医」も存在する。「漢代の義《ぎ》姁《しゃく》、晋代の鮑姑《ほうこ》、宋代の張小娘子《ちょうしょうじょうし》、明代の談允賢《だんいんけん》」である。

談允賢は『女医明妃伝～雪の日の誓い～』として中国でドラマ化され、日本ではＣＳ放送「衛星劇場」で放映された。

他にも、ドラマ化された歴史的女医と言えば、16世紀の朝鮮王朝に仕えて、韓国ドラマ『宮廷女官チャングムの誓い』のモデルになった大長今《テジャングム》が実在する。

日本最古の女医の名は定かではないが、７０１年に公布された大宝律令の注釈書である令義解《りょうぎのげ》には、すでに「女醫《にょい》」「15歳以上25歳以下の性質が良く優秀な者30人を選び、修業年限は7年、試験に合格した者に資格を与える」などの記述がある。また8世紀、宮内省で医術を担当した典薬寮《てんやくりょう》には、女医を養成する「女医博士《にょいはかせ》」という職種が設けられていた記録が残っている。

国や文化が異なっても、中央集権国家や王朝が形成される過程では、王族の健康管理や国民の伝染病対策などを担当する医療専門職が自ずと発生すると考えられる。そして女性王族の妊娠出産や病気に際して、その担当者として自ずと女医が発生することが推測される。

日本の歴史的女医たち

日本初の西洋医学を学んだ女医と言えば、楠本イネが挙げられる。19世紀、長崎の出島で活躍したドイツ人医師シーボルトの娘である。「オランダおいね」とも呼ばれ、東京で開業したところ盛業し、宮内省御用掛を拝命して明治天皇の側室の分娩を担当するなど活躍した。生涯独身だったが、父の弟子で自らの師匠でもあった石井宗謙《いしいそうけん》との間に娘をもうけている。強姦説と内縁（不倫）関係説があるが、真相は不明である。吉村昭氏の歴史小説『ふぉん・しいほるとの娘』に詳しい。

日本で初めて医師国家試験に合格した女性が、荻野吟子《おぎのぎんこ》である。武蔵国幡羅郡俵瀬村（現：埼玉県熊谷市俵瀬）に生まれ、夫からうつされた淋病がもとで離婚され、その治療の際に男性医師に下半身を晒《さら》した屈辱感から女医を志した。男装で医学校に通い、「女性の受験は前例がない」と医術開業試験の受験そのものを却下されるが、前述の令義解における女医の資料を添付するなど、粘り強い交渉の末に受験を許可された。

1885年に医術開業試験に合格し、東京や北海道で開業し活躍した。私生活では、39歳の時に13歳年下で同じキリスト教徒の男性と再婚し、のちに夫の姪《めい》を養女に迎えた。医師・作家の渡辺淳一氏による伝記小説『花埋《はなうず》み』に詳しい。

1983年より日本女医会は「荻野吟子賞」を設けて、女性の地位向上や地域医療に貢献した女医を毎年表彰している。また2008年、熊谷市の天文愛好家が発見した小惑星が、彼女に因んで「荻野吟子」と命名された。

日本における歴史的女医といえば、吉岡弥生を忘れてはならない。静岡県の漢方医の娘として生まれ、野口英世も在籍した済生学舎（現：日本医科大学）に学び、日本で27番目に医術開業試験に合格した女性である。

留学準備として私塾でドイツ語を学び、その塾長だった吉岡荒太と結婚した。その後、母校の済生学舎が「風紀が乱れる」と女性の入学を拒否するようになったことに心を痛め、1900年に夫婦で東京女医学校（現在の東京女子医大）を設立した。

開学当初は自宅の一角に4人の学生を集めて授業を行い、長男を妊娠した際には自らの分娩を教材にして女子学生を指導した。1912年、同校は東京女子医学専門学校に昇格し、日本のみならずアジア圏から広く学生を集めて、台湾初の女医となる蔡阿信《さいあしん》など、多くの女医を養成した。

現在、東京女子医大の講堂は弥生記念講堂と呼ばれ、中庭には弥生の銅像が設置されており、背後には弥生を見守るような荒太のレリーフがある。戦争中の金属類回収令で、弥生像が供出されたこともあったが、卒業生有志が戦後に復元した。2013〜2019年、同医大理事長を務めた吉岡俊正氏は弥生の孫にあたる。

戦時中の医師不足と女子医専の開設

1925年、日本で2番目の女子医専となる帝国女子医学専門学校（現：東邦大学）が設立される。NHKの朝ドラ『梅ちゃん先生』に登場する城南女子医専は、この学校をモデルにしている。1928年には大阪女子高等医学専門学校（現：関西医科大学）が設立された。なお、当時の医学教育は帝国大学医学部など医科大学と医学専門学校の二層構造になっており、女子学生を受け入れる医科大学はなかった。

1940年代は、男性医師が相次いで戦地に徴用されて、国内が深刻な医師不足に陥ったため、それを補うための女子医専が相次いで設立された。

1943〜1945年の間に、岐阜県立女子医専（現：岐阜大）、名古屋市立女子医専（現：名古屋市立大）、福島県立女子医専（現：福島県立医大）、高知県立女子医専（現：高知県立大、看護福祉系学部はあるが医学部はない）、山梨県立女子医専（廃校）、北海道立女子医専（現：札幌医科大）、秋田県立女子医専（廃校）の7校が設立された。

京都府立医科大学には1944年4月に附属女子専門部が開設され、初年度の定員80名に対して1160名が志願するという大人気だったが、男兄弟が徴兵された医家の娘が、急遽、後を継ぐために応募したのが実状だった。

女子医専の教官陣は「『鼻持ちならないタイプの女医』ではなく『女性の医者』を育てる」方針だったので、戦時下でも寄宿舎では茶道や書道が行われた。男女の接触は厳しく制限され、医科大の講義が終わって男子学生が全員退室した後に、女子学生は講堂に入ることを許された（京都府立医科大学百年史編集委員会編『京都府立醫科大學百年史』１９７４年）。

戦後、この女子医専11校はＧＨＱが教育内容や施設を調査し、「共学化し医大に昇格」もしくは「廃校」が勧告された。公立５校は公共性の観点から共学化し、私学の帝国女子医専と大阪女子医専は学生数確保のために共学化された。

ただし、東京女子医専は吉岡弥生の建学の趣旨を説明して女医養成機関の必要性をＧＨＱに説き、女子大のまま医大昇格を果たして現在に至っている（湯川次義「戦後教育改革期における女子医学専門学校の大学『昇格』に関する一考察：その過程と共学化を中心に」『早稲田大学大学院教育学研究科紀要24巻』２０１３年、103－123ページ）。

１‐２　「白い巨塔」の女たち（１９４５年～２００４年）

医局システムの原型

日本の医療に医局というシステムが登場したのは１８９３年、帝国大学医科大学（現・東京大学医学部）が当時のドイツを手本に医局講座制を導入したことに始まった。生理学・病理学など基礎医学系講座と、第一内科・産婦人科など臨床系の講座が設置され、教授を頂点としたピラミッド型の医局組織が誕生した。

１８９９年には京都帝大医科大学を皮切りに、各地の帝国大学に医学部が開設され、また一部の医学専門学校も医科大学に昇格し、それぞれが医局講座制を設けた。

当時の医師養成は、前述のように医大と医専の二層構造になっており、前者は大学病院や公立病院に就職するエリートコースで、後者は開業医を目指す実務家養成コースとされていた。当時は国家試験合格後すぐに開業したり、卒業後１～２年程度、附属病院で働いた後に就職することが一般的で、大学医局に長期間在籍する医師は多数派ではなかった。

１９２０年、学位令が改正されて、医学博士号の実質的な審査権が医大教授に与えられるようになった。当時、医学博士号を持つ医師は「上医」と呼ばれて社会的な立場が高く、公立病院の院長職にも就きやすいとされていた。医大卒医師の格下扱いされた医専卒医師も、博士号取得を目指して、卒業後に医大附属病院に就職し、医局に長期間在籍する者が増えた。今日の医局システムの原型は、この頃に生まれたようである。

１９４５年、日本はＧＨＱの占領統治を受けることになり、医学教育も、ドイツ式からアメリカ式に変更された。敗戦時点では、医大や医専を卒業すると同時に医師免許が得られていたが、１９４６年からは医師国家試験制度が導入された。しかし医局講座制はそのまま残された。

１９６１年、国民皆保険制度が導入され、一般国民は従来よりも気軽に病院を受診できるようになり、医者や病院の需要は一気に増えた。そして、日本中の病院に医師を安定供給するシステムとして、医局制度は日本の医療界に浸透していった。

君臨する教授、医局に染まる医師

昭和時代の終わり頃、日本中の主要な病院は、医局という人事システムに支配されていた。また、数ある病院の中でも、大学病院は「白い巨塔」とも呼ばれ、別格の存在とされていた。そもそも『白い巨塔』とは１９６５年に発表された大学病院を舞台にした山崎豊子作の人気小説で、田宮二郎が主演のテレビドラマが大ヒットしたのが１９７８年、唐沢寿明主演版が大ヒットしたのが２００３〜２００４年だった。いずれの作品とも「封建的な大学医局がよく描かれている名作」と評された。

当時、医大を卒業したての新人医師たちの多くは、そのまま母校の附属病院に就職すると同時に医局に属し、封建的な徒弟制度の中でスキルを磨いた。医局は附属病院における人事のみならず、外部の病院へ医師を紹介し派遣する機能もあり、医師の派遣を受ける病院は関連病院と呼ばれた。

当時の大学病院研修医は「月給14万円、当直月8回」のような薄給激務が一般的だったが、大学医局から外部病院の当直アルバイトなどを紹介してもらうことで生計を立てていた。当時の大学医局は、医師の就職・アルバイト情報を一手に握っており、そこから逸《そ》れる医師は経済的社会的に大きなダメージを受けた。

「どの病院に誰を何年派遣する」ことを決定する権限は、医局にあった。医局の頂点に立つ医大教授は、大学病院のみならず関連病院における医師の人事権を掌握する絶対君主として君臨し、多くの医師はそれに従っていた。

当時の医局制度の中で、医局員に与えられる二大ご褒美が医学博士号と留学だった。医学博士号を授与する権限は実質的に医局にあり、これは「医師として有能である証《あかし》」というよりも「医局でメンバーとして認められた証」でもあり、「人脈や協調性の証」でもあった。これを持っていない医師は「人脈や協調性に欠ける変人」「管理職にはふさわしくない」と囁《ささや》かれ、出世の足枷《あしかせ》になることもあったので、医局員は博士号という紙切れ一枚のために、教授の命じるままに見知らぬ地方病院に出向することも珍しくなかった。

また、有力医局にはたいてい、提携する欧米の医大があり、医局員を交代で派遣することが一般的であった。ホームページもＥメールもない時代、大学医局と無関係な医師が個人交渉で欧米先進国の名門病院に留学するルートはほとんどなく、留学を希望する医師も医局に属し、留学と引き換えに僻地出向を命じられることも当然とされていた。

そもそも医局という人事システムは、昭和時代の大企業などでは常識とされていた日本型年功序列制度の一種である。若いうちは下っ端としてこき使われるので、薄給激務で理不尽なことも多いが、そのうち後輩が増えてくればラクになる。教授や先輩方に忖度《そんたく》して、真面目に勤めあげれば、医学博士号を取得して、年相応に出世できる。医局によっては、病院オーナー娘との縁談なども世話してくれる。

教授になれなくても、関連病院の外科部長やら副院長などの管理職ポストを大学医局から斡旋《あっせん》してもらえる。同時に、忠実で使い勝手の良い若手医師（多くは男性）を大学医局から派遣してもらえるので、中年（おおむね40代）以降は高給で美味しい待遇が期待できる。それゆえに、当時の医師たちは、大企業のサラリーマン同様に、医局という組織に留まり続けた。

女医が「変わり者」だった時代

昭和末期、私が育った地方都市では、医師家庭でもないのに「医者になりたい」と言う女子高生は「勉強（だけ）はできるんだけど……」的に変わり者扱いされることも多く、医大合格後も「お嫁に行けなくなった」と陰で噂されることもあった。当時、タレント女医という概念はなく、マスコミに登場する女医も、「心臓外科医から宇宙飛行士に転身した内藤千秋先生（現：向井千秋先生）」のような「名誉男性」的な女性が目立った。「女医になる＝女の幸せは半分捨てる」的なイメージが、今よりはるかに強い時代だった。

私が医大生だった頃、教授や関連病院の院長たちは、「外科に女は要《い》らない！」「うちの医局では就職後2年間妊娠禁止」「ウチの病院では女医は10％以下に抑えている」のような発言を、授業中に公然としていた。世間はバブル経済の真っ盛りで、日本企業がニューヨークのエンパイア・ステート・ビルを買収し、日経平均株価は4万円に迫る勢いだった。

当時の日本は空前の好景気だったので、好待遇の職が多数あり、優秀な高校生が医学部へ一極集中することもなかった。新設私立医大の中には偏差値50未満の医大が10校以上存在し、裏口入学やら「卒業までに1億円以上必要」「10年かけても卒業できない高齢医学生がゴロゴロ」といった噂が絶えなかった。


1986年には男女雇用機会均等法が施行され、バリキャリ女子は名門大学から商社や銀行の総合職を目指すようになり、「女性初の○○」がマスコミに取り上げられることが多かった。1987年には元祖バイリンギャルの山口美江氏が、CNNヘッドラインで流暢《りゅうちょう》な英会話力を披露、「しば漬け食べたい」とつぶやくCMでさらに知名度を上げ、国際派キャリアウーマンとして話題になった。

また、当時は女子大生ブームの先駆け時代でもあり、ファッション雑誌や深夜バラエティ番組では、山口氏のような「バイリンギャル」を輩出した上智大学、「スチュワーデス予備校」と呼ばれた青短（青山学院女子短期大学）、「S女子大（校則で学校名を出せないのでイニシャルで表記されていた）」こと聖心女子大学などの学生が活躍していたが、そうした華やかなメディアで女子医大生が起用されることはなかった。

小説・テレビを通じて、ドラマ『白い巨塔』に女医は全く登場しない。唐沢版が放映された2004年の医師国家試験では、すでに合格者の33・8％を女性が占めていたにもかかわらず、である。当時の女医は「名誉男性」として男性同様の激務を要求され、あるいは妊娠などを理由に激務を拒否する女医は、露骨に人事や博士号取得などで冷遇された。

この傾向は1992年の育児休業法施行後も大きな変化はなかった。医学部や大学病院でも女性率は少しずつ上昇していったが、大勢に影響はなく、また、大学医局は半世紀近くの間、ずっと権威を保ち続けていたように思われた。

1-3 新研修医制度の衝撃、ママ女医制度の始まり(2004年~2007年)

研修医のお客様化と、医局の衰退

2004年4月、大ヒットドラマ『白い巨塔』唐沢版最終回の翌月、新研修医制度が始まり、医局制度は大きな転期を迎えた。医師免許取りたての新人医師は、2年間、特定の医局

資料3　新研修医制度における研修スケジュールの例

	4月	5月	6月	7月	8月	9月	10月	11月	12月	1月	2月	3月
1年目	神経内科		消化器内科		循環器内科		救急救命科			麻酔科	外科	
2年目	小児科		整形外科		精神科	診療所出向	リハビリ科		放射線科		産婦人科	

に属さず、「内科4か月→小児科2か月……」と、多数の科をローテートすることが必須となった（**資料3**）。

「大学病院だと臓器は見ても人は診られない」「総合的な研修が必要」と説明されたが、「数か月ずつの細切れ研修じゃ、学生実習に毛の生えたレベルのスキルしか身につかないのでは？」という疑問は黙殺された。

また、厚労省が設定した研修ガイドラインでは「本人に同意のない時間外研修は禁止」「体調不良を訴える研修医は休ませる（2年間で最大90日）」となっており、この制度導入によって、研修医は「下っ端」から「お客様」になった。この制度変更をきっかけに、新人医師は封建的な大学病院を嫌って、都市部の大病院に就職する者が増えた。

医局の衰退が始まった。大学医局の生命線であった「安定した新人供給」が断たれたからである。同時に、大学医局のピラミッド構造を下支えしていた2学年分のマンパワーが失われた。

一方、高齢化社会の進行に伴って患者数は増える一方だし、内視鏡手術や抗がん剤新開発など医学の進歩に伴って、仕事は高度化・複雑化する一方だった。増え続ける医療訴訟や患者サービスの対策として「医療安全」「感染対策」「患者接遇」などの書類作成や会議も、増える一方であった。

同時期のインターネットの発達も、医局衰退の一因であった。昭和時代の医局は、医者と病院をマッチングさせるハブ機能を担っており、医師転職情報を独占していたので、医局員たちは服従せざるを得なかった。しかし、この頃から、インターネットを活用した民間医師転職支援会社が発達し、医師個人が医局とは無関係に、就職先やアルバイト情報を見つけることが可能になったのだ。

シワ寄せは、残った中堅医師に過重労働としてのしかかった。「大学病院で滅私奉公しても、かつてのように報われる保証はない」「このままだと一生薄給激務のまま」と中堅医師は思い始めた。大学病院から若手医師が消え、次に中堅医師が、終わりの見えないブラック勤務に疲れ果てて去っていった。私もその一人である。

加速する医師不足、医療崩壊

「医師不足」「医師集団辞職」「医療崩壊」の文字を、各種メディアで見かけることが増えた。時代錯誤で封建制の塊のように見えた医局制度だが、「僻地への医師派遣」「夜間当直医の確保」などの社会貢献もしていたのである。しかし、新研修医制度の導入によって、医局は余力を一気に失った。

産婦人科・小児科のように、女医率が高い割に夜間救急の多い科は、崩壊が速かった。2006年の、福島県立病院における母体死亡をめぐって産科医が逮捕された事実は、産科医不足や地方の医師不足を一気に加速した。また、患者を受け持たずアウトソーシングがしやすい麻酔科も、崩壊が速かった。

数多の一般病院のみならず、大学病院においても、「教授以外が全員辞職（三重大）」などの事例が相次いだ。２００７年には国立循環器病研究センター（大阪府吹田市）、２００８年には国立がん研究センター中央病院（東京都中央区）、といった都市部のブランド病院においても「医師集団辞職」が報道されるようになった。

ママ女医制度の裏で、女性合格者数は横ばいに

「ママ女医制度」という用語が大学病院関係者の口に上るようになったのも、この頃からである。２００４年以降、ほとんどの医局は深刻な人手不足に苦しみ、若手医師確保の一環として「子育て中の女医を対象にした時短制度（通称：ママ女医制度）」が多くの大学病院で設定された。

具体的には「当直免除」「残業免除」「週3日勤務可能」「子の急病時には休んでも可」のような制度である。インターネットの発達に伴い、大学病院でもホームページ開設が一般的になり、多くの医局が「民主的な運営」「自由な雰囲気」「女性支援制度」などを「研修医募集」コーナーで謳《うた》った。

また、それまで増加の一途だった医師国家試験合格者女性率は、２００４年の33・８％以降ピタッと成長が止まり、それ以降は横ばいが続いている（**資料4**）。新研修医制度による

資料4　医師国家試験の合格者における女性の割合の推移

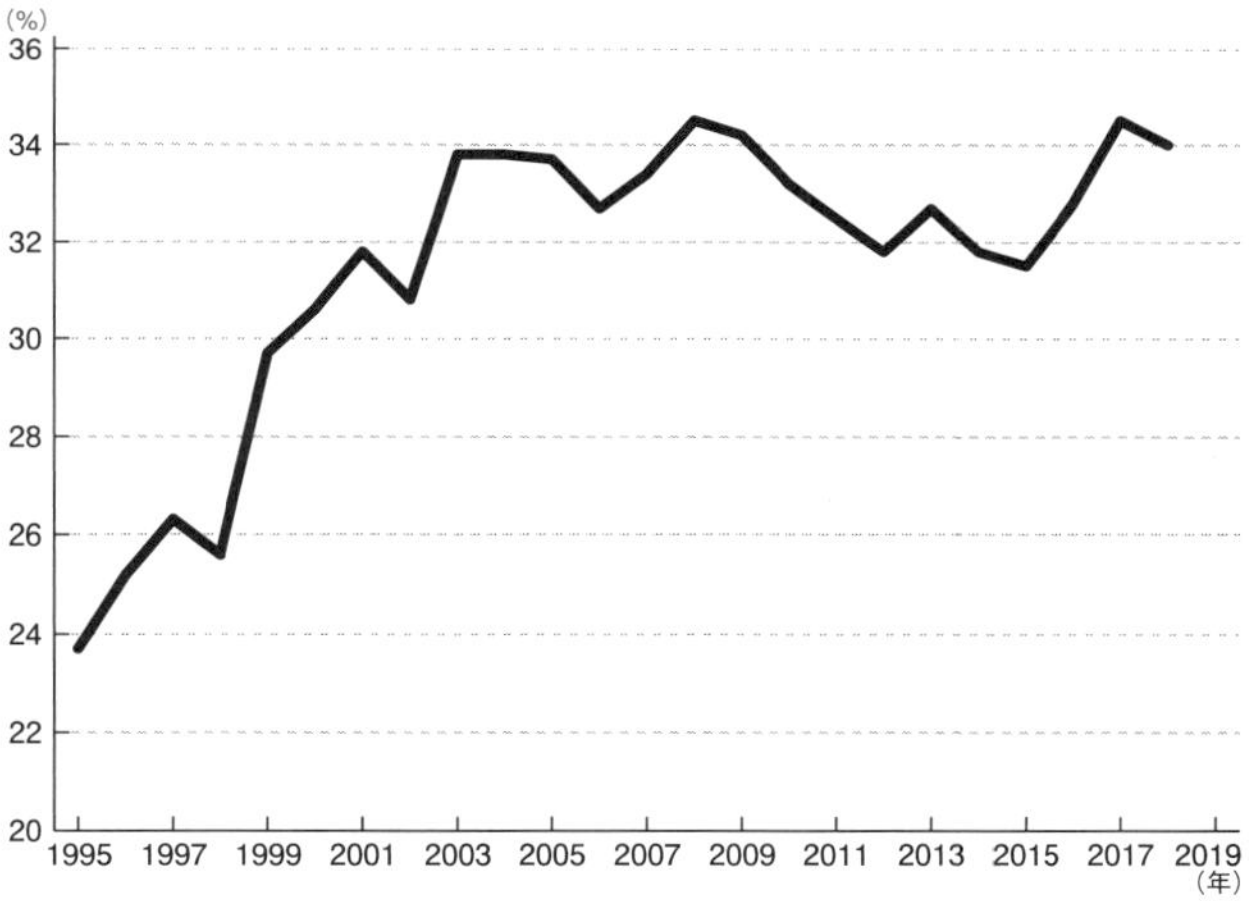

深刻な医師不足ゆえに、各種メディアでもてはやされた「女性活用」「ママ女医制度」導入とは裏腹に、なりふり構わない水面下の女性減点入試、すなわち男性医師確保策が、この頃から多くの医大で開始されたことが推察される。

２００５年、55歳の塾講師女性が、国立群馬大学医学部を受験したものの、不合格となった。その後、情報開示請求で「学力試験における自分の得点は合格者平均よりも上だった」という事実を彼女は知った。翌２００６年に「年齢差別」として裁判に訴えたが、前橋地裁は「面接を含めた総合点が合格点に達しなかった」という医大側の主張を受け入れて、控訴を棄却している。

医師不足報道が相次ぐ当時の世論としては、「医師免許を取得する頃に60代の人材なんて、現場じゃ使い物にならない」「税金を投入する国立大なら若者優先は仕方ない」というような意見が大勢を占め、特に炎上せずに終わった。

そして、この裁判結果は「医大入試における面接や小論文といった試験の中で、年齢・性別・出身地域などの学力以外の属性を加味して総合的に合否判定することを、司法が容認した」と、多くの医大で解釈された。

1-4 教授たちの黄昏、フリーランス医師やタレント女医の台頭（2008年～2011年）

医局人事の停滞とフリーランス医師

大学病院の多くは、今なお年功序列的な人事制度を取っている。報酬額は卒後年数でほぼ決まり、高齢になるほど高額になり、降格・減給・解雇はない。しかしながら、医者の能力は均一ではないので、仕事はスゴ腕医師に集中し、誰もが認めるヤブ医者は定時に帰宅できる。その結果、実質的な時給を計算すると、「ヤブほど高時給」という不条理な現象が発生しやすい。

医局が機能していた「白い巨塔」時代には、博士号や留学斡旋などで不条理を補うことも可能だったし、当時は超法規的な強制的人事も可能だったので、デキる中堅医師はブツクサ言いながらも医局に留まった。

しかし、新研修医制度以降は、医局人事が停滞し、「今さら開業も転職もできない高齢医師（俗に「爺医《じじい》」と呼ばれる）が組織に定年までしがみつく」「それを見た、デキる中堅が去る」という日本型大企業でよくある光景が、大学病院でもよく見られるようになった。


麻酔科における中堅医師の受け皿になったのがフリーランスである。外科や小児科のような一般科とは異なり、麻酔スキルに特化した診療科なので、手術単位や1日単位で仕事が完結する。通訳や運転手のように、成果ベースの報酬システムが設定しやすく、アウトソーシングが容易な診療科なのである。病院経営者に言わせれば「逃げ足が速い」診療科でもある。

勤務医からフリーランスへの転身は、社会主義国から資本主義国への亡命のようなものである。有能医師は年俸1億も可能だが、無能医師は淘汰される。2008年放映のドラマ

『チーム・バチスタの栄光』にも、大学病院のイケメン麻酔科医の氷室貢一郎（城田優）が「フリーランスの方が稼げる」とボヤくシーンがある。また、2008年の国立がん研究センター中央病院における麻酔科医集団辞職では、病院はフリーランス麻酔科医と契約して凌いだ。

2010年には、読売新聞オンライン内の人生相談コーナーである「発言小町」に、「年収3000万円のフリーランス麻酔科医と交際中」の女性の投書が登場した。「医師彼と結婚に持ち込みたいが、フリーランスって不安」という内容の相談であり、フリーランス医師は医療界の外部にも知られる存在となりつつあった。

変わる女医のイメージと、医学部人気の過熱

1996年にミス日本フォトジェニック賞を受賞した西川史子先生に続いて、2004年には友利《ともり》新《あらた》先生が準ミス日本を受賞した。ワイドショーやバラエティ番組で、タレント活動をする女医も増え、世間的にも「女医」という職業に華やかなイメージが付加されつつあった。

『医龍―Team Medical Dragon―』『コード・ブルー―ドクターヘリ緊急救命―』など、医

療ドラマのヒット作が相次いでシリーズ化され、また医療ドラマにカッコいい女医の役は不可欠なものとなっていった。

この時期、リアル大学病院でも「女性活用」「ワークライフバランス」のようなスローガンがもてはやされて、多くの医大には「女性医師復職支援室」のような部署が設けられた。子持ち女医の「当直免除」「残業免除」「時短勤務」は、一般的かつ当然のものとなった。大学病院のホームページでは「医師の夫と結婚し、出産後は時短勤務制度を利用して、週3日働いています。理解ある職場で幸せです」というような女医が、ロールモデルとして紹介されるようになった。

また、インターネットを活用した医師転職業者が急増し、「医師　アルバイト　人間ドック」と検索すれば、「健康診断　日給8万円」のような情報が一般人の目にも触れるようになった。

テレビドラマやバラエティ番組の華やかなイメージ、および大学病院ホームページや医師アルバイト紹介ホームページの情報を見た高校生や保護者は、「女医ってもっと大変な仕事かと思っていたけど、コレだったらいいよね」と思うようになり、医学部を志願する女子高生や、娘を医学部に進学させたがる家庭が増えていった。

バブル崩壊やリーマンショック、相次ぐ名門大企業の経営破綻、高級官僚の天下り規制、粗製乱造の法科大学院、増えすぎてワープア化する歯科医師や弁護士や会計士……、昭和時代にはエリートコースと呼ばれたキャリアパスが次々と凋落《ちょうらく》していった。

「東大を出ても年収1000万は確実ではないが、医師免許ならば堅い」「日本に唯一残ったプラチナライセンス」として、医学部人気は過熱した。女子高生が積極的に受験に参入し始めたこともあって、全ての医大の偏差値が上昇し、「地方国立医大≒東大非医学部」「私立医大≒早稲田・慶応大学非医学部」レベルに難化していった。

また「女性活用」のスローガンの下、女医の時短勤務制度は大々的に宣伝されたが、大学病院でママ女医が免除された業務を代行する同僚について、きちんと言及しているホームページは皆無だった。多くの病院では、そうした業務は同僚の男性医師や独身女医の肩にのしかかり、安易なママ女医支援策の導入が、支援する側の中堅男性医師や独身女医の激務を増悪させて、医師集団辞職や医局崩壊の引き金になることも稀《まれ》ではなかった。

１-５　ドクターXの時代、女医タレント百花繚乱（２０１２年〜２０１６年）

学歴より腕の時代、高額報酬は有能の証

２０１２年の医療界のビッグニュースと言えば、天皇陛下（現上皇陛下）のバイパス手術だろう。東大附属病院への入院は当然と思われたが、執刀医に選ばれたのは順天堂大学の天《あま》野《の》篤《あつし》教授。「３浪の末、日本大学医学部卒、留学歴なし、国内の一般病院を転々として腕を磨いた」という、雑草的な非エリートコースを歩んだ医師で、（当時としては）常識はずれな抜擢だったからである。手術は無事成功し、「医者（特に外科）は学歴より腕と経験だよね」という空気が世間に広まった。

２０１２年10月放送開始のフリーランス外科医を主人公にしたドラマ『ドクターX』は、同年の民放最高視聴率をマークする大ヒットだった。と同時に「フリーランス医師」というものを広く世間に知らしめた。それまで「フリーター」呼ばわりされ「医療界の底辺」扱いされることも多かった「フリーランス」を、「腕一本で生きる、新しいタイプの生き方」と

してポジティブに紹介した。

高額報酬も、「金の亡者」というより「有能の証」として紹介されるようになった。この頃から、病院ホームページでも、「麻酔はフリーランス医師が対応します」と堂々と公表するような記載を見かけるようになった。若手医師にとって、フリーランスは、現実味のあるキャリアパスの一つとなった。

2015年、日本麻酔科学会によるマンパワーアンケートの結果は、学会自身をも驚かせた。「一般病院の59％（これは想定の範囲内）、大学病院の39％が外部からフリーランス医師を雇っている」という結果だった。「医師派遣業者に依頼して麻酔科医を派遣してもらう大学病院」の存在も明らかになった。現実がドラマに近づいたのだ（**資料5・スマホに配信された大学病院のアルバイト情報のイメージ**）。

女性のキャリア選択と電通事件

2015年、広告代理店の電通に入社した女性社員の過労自殺は、日本中に大きな衝撃を与えた。「東京大学卒→名門広告代理店総合職」という日本型エリートコースは、体力的・精神的に女性が生涯を通じて働き続けるキャリアパスとしては厳しいことが周知されてしまったからでもある。

政府が盛んに宣伝する「女性活用」とはうらはらに、「慶応・早稲田・上智卒のハイスペック女子大生が、総合職ではなく総合商社一般職に殺到」という現象が報道されるようになった。名門企業の一般職は「世間体がよい」「転勤がない」「厳しいノルマがない」「残業が少ない」「婚活しやすい」「時給換算したら総合職よりオイシイかも」と女子大生やその親に

資料5　スマホに配信された大学病院のアルバイト情報のイメージ

■□■新着非常勤求人□■□
2019.3.28更新

【39656】
東京都内大学病院
1日あたり、
専門医：120000円
指導医：140000円（税込み）
時間外手当 5000円/30分
新宿区、交通至便です

【39658】
東京都内大学病院
120000円（麻酔科学会専門医）
時間外手当 5000円/30分
東急田園都市線より徒歩圏内
半日勤務（60000円）も可能です
夜間当直医も同時に募集中です

【39660】
愛知県内大学病院
165000円（交通宿泊費込み）
時間外手当 5000円/30分
2000頃までの延長に対応できる方
連日勤務でも定額です

大人気となった。ここでの高学歴は、高度なスキルというよりも「日本に残された数少ない既得権層に入る手段」的な意味合いが強い。

また、「東大か医学部か?」は、成績優秀な高校生ならば一度は悩むものだが、地方の高校生や女子高生は概して後者を選ぶことが多い。そして、この電通の事件は女性の医学部人気にも確実に拍車をかけた。

才媛女医、セレブ系女医の登場

2015年、東京大学医学部生が準ミス日本に入賞し、「究極の知性派女子大生」としてメディアで注目された。2016年には東京医科歯科大医学部生が準ミス日本に入選し、BSフジでキャスターとして活躍した。

従来のタレント女医は、学歴的には(医学部としては)偏差値イマイチの私立医大出身者が主流だったが、タレント女医も量の増加と並行して、質的にも文句なしの才媛女医が台頭するようになった。

2016年に出版された、ミス・ユニバース日本大会を素材にした林真理子氏の小説『ビューティーキャンプ』でも、ファイナリストに選出されて優勝候補となる名門私立医大生がキーウーマンとして登場する。

また、「エレ女医（エレガント女医の略）」「Ｅｎ女医会」「女医プラス」など、各種メディアで活躍する女医ユニットが次々と誕生した。中には、「スタイリッシュなタワマン自宅や別荘」「医師夫からプレゼントされたブランドジュエリー」「高級リゾート地での家族旅行」……など、華やかなライフスタイルをブログなどで公開するセレブ系女医も次々と登場した。「読モ（読者モデル）」の女医バージョンというような存在である。

その他にも、「女医兼ハープ奏者」「女医兼プロボクサー」「女医兼歌手」「女医兼漫画家」「女医兼ファイナンシャルプランナー」など、多彩な副業を持つ女医が増えた。

ネットメディアやＳＮＳの発達は、副業女医が活躍する場所を広げ、「女医ってオシャレ〜」「自由で楽しそう」と、女子高生のさらなる人気を集めた。

こうした雰囲気を受けたのか、２０１７年には元人気子役で難関の慶応義塾中等部に進学した芦田愛菜《あしだまな》氏が、インタビューで「将来の夢は病理医」と答えて話題になった。前年度に放映された病理医を主人公にしたドラマ『フラジャイル』に影響を受けたそうだ。

夢は有名美人女医

また、2017年の日本一かわいい新入生を決める「フレッシュキャンパスコンテスト」モデルプレス賞に、私立歯科大1年生の入澤優《いりさわゆう》氏が入賞し、注目された。受賞後のインタビューで「夢は有名美人女医」「目標は西川史子」と答え、医学部再受験の勉強中であることを明かしつつ「医学部は研究ではなく、有名になるために行きます」と断言した。

テレビのバラエティ番組などで活躍しつつ、歯科大2年に進級した入澤氏は、「芸能界に入りたい」「医学部再受験します」と、SNSで歯科大を退学したことを公表した。ほどなくしてSNSで「実は自主退学ではなく懲戒退学」「東大医学部生の彼氏を替え玉出席に使ったらしい」との情報が出回り炎上した。

「ミスコンに入賞できる女子力」「私立歯科大に進学できる実家の財力」「東大医学部生の彼氏」と、手持ちの札を上手に使えば、それなりに楽しい人生を送れたはずなのに……と、個人的には思ったが、「タレント女医」と「タレント歯科女医」の差は、彼女にとって許せないほど大きかったのだろう。

その後も芸能活動を行いつつ、2018年春には数校の私立医大を受けたようだが、合格の報告はなかった。2018年秋には「2浪目ともなると勉強やることなくて暇……」と、SNSで発信しており、医学部再受験を諦めてはいないようだが、2019年4月までに合格の報告はなかった。

「女医は医師夫と簡単に結婚できる」「科を選んで時短勤務すれば効率よく稼げる」「フルタイムの学校教諭よりラクかも」「健康診断で日給8万円」「医師免許を上手に使えば、女医という人生は美味しい」……というイメージが、SNSの発達もあって世間に浸透しつつある。そして、昭和時代には主流だった向井千秋先生のようなバリキャリ層に加えて、「医師夫と結婚したい。そして、効率よく稼ぎたい。キツい仕事はしたくない。だからこそ女医を目指す」という女性が確実に増えている。

1-6　聖路加に労基署、小児科部長のマタハラ処分（2017年）

名門病院への指導

聖路加国際病院とは、東京都中央区の有名な総合病院である。いわゆる「病院ランキング本」では常にトップクラスに評価され、研修医が卒後1〜2年目を過ごす臨床研修施設としての人気も高い。鳩山由紀夫元首相の母が、同院附属の高齢者マンションで晩年を過ごしたように、各界の著名人に愛されている。

皇室との縁も深く、2017年に名誉院長の日野原重明先生が105歳で死去した際には、美智子皇后（現上皇后）が弔問に訪れた。また、「愛育・山王・聖路加」の3病院は「産科御三家」と総称され、セレブ御用達の出産施設として女性週刊誌に紹介されることも多い。

2016年、この聖路加国際病院に、労働基準監督署の立ち入り調査が入った。同調査では、「医師の時間外労働過多」および「時間外労働に対する不適切な賃金支払い」を指摘され、改善勧告を受けた。

「時間外労働の削減」を厳しく求められた結果、病院は2017年からの「土曜外来の大幅縮小」や「救急車受け入れ制限」を余儀なくされた。また、「不適切な賃金支払い」に関しても、「病院側が十数億円を追加で医師に支払った」と報道された。

この騒動に、日本中の病院経営者は震えあがった。ほとんどの大企業同様に、日本の病院は労働基準法違反だらけであり、サービス残業も公然の秘密である。「医師当直は労働時間として計算し、時間外労働は月45時間以内を厳守」という労基署の指導は、「研修希望の若手医師が殺到する、都心の人気ブランド病院」だからこそ対応できたのだ。同様の指導が医師確保に苦労している平凡な病院に行われたら、経営破綻のリスクは大きい。

「救急車受け入れ制限」も、多数の総合病院が林立する都心ならではの手段であり、「地域唯一の総合病院」で同様の対策をとることは非常に困難だ。

そして、「診療レベルの維持」と「勤務医の労働時間制限」の両立に関しては、厚労省も労基署も明確な指針を示してはくれない。そもそも、厚労省や労基署の職員も「残業月45時間以内」なんて、守っていなそうだし……。

マタハラ管理職の処分

この頃から、聖路加のみならず大学病院や公立病院に対しても労基署調査が入るようになり、長年見て見ぬふりを続けてきた「医師の長時間時間外労働」について、本気で「時間外労働の削減」が求められるようになった。

２０１７年放映の『ドクターX　シーズン５』でも早速、「サービス残業を強要されそうになった研修医が『労基署……』と呟《つぶや》いて上司を退け、定時帰宅」というシーンがある。

また、医師総数における女医率は上昇する一方である。産育休時短は「当然の権利」とされるようになり、それに苦言を呈した管理職の方が処分される時代となった。

実際、2017年には、大阪府某公立病院の小児科部長が、入職早々に産休を取得しようとした女医への不適切メールがマタハラと認定されて、処分されている。

1-7 新専門医制度の衝撃(2018年)

医師の偏在の是正が目的

2018年度、新専門医制度が導入され、日本の医療は再び大きな転換期を迎えた。

かねてより日本の医療界には、眼科専門医とか糖尿病専門医とか温泉療法専門医など、いろんな学会が設けた100以上の専門医制度があり、その難易度もまちまちである。

「それは問題だ! 誰もが信頼できて、国民に分かりやすい、統一された専門医制度を整備する必要がある」と主張する偉い先生方が集まって、2014年に、日本専門医機構という第三者機関が発足した。

新専門医制度では、「内科」「脳外科」「臨床検査科」など、19の基本領域が制定された。2年間の初期研修を終えた若手医師は、いずれかを選択し、専攻医として3〜6年のカリキュラムに則った研修を受けて、専門医資格を取得できるようになった。

中でも「総合診療専門医」は、「地域医療の担い手」「全医師の3〜4割が役割を担う」とされて、専門医機構が直接認定するプログラムの目玉となるはずだった。

その他、「専門医の質の向上」「国民に分かりやすく」「医師の地域偏在や科の偏在を是正」「都市部に集中しすぎた場合は上限を設定」が、新制度の目的として掲げられた。

東京への集中、敬遠される多忙科

2018年春、第一回の専攻医マッチング結果が発表された（第4章・**資料11**（144ページ）参照）。「東京都は、初期研修医1350名→専攻医1825名と大人気」「専攻医第一期生の22％が東京都に集中」「小児科は東京都130名、佐賀・徳島県ゼロ」と、誰がどう見ても地方の医師不足が一気に加速した。

また、かねてより「多忙科」として知られる外科系や救急科が敬遠されるだけでなく、研修期間が実質的に延長になった内科も敬遠された。

カリキュラム作成が遅れ、後出しで僻地研修が追加されるなど混乱した「総合診療専門医」は不人気で、選択した専攻医は2％にとどまり、11県では希望者ゼロだった。

度重なる制度変更で若手医師は混乱し、専攻医カリキュラム作成のための山のような書類や会議で中堅医師はヘトヘトになり……その挙句《あげく》、専門医制度の目的とは真逆の結果が示された。

「こんなアホな制度、時間と税金の無駄！　とっとと止めろ！」の声も大きいが、厚労省や専門医機構は幹部人事を入れ替えただけで、制度そのものは続行するつもりらしい。

1-8　日本最後のプラチナライセンス（2019年）

ミス日本グランプリに東大理Ⅲ生

2016年、元NHK女子アナで気象予報士の小島亜輝子《こじまあきこ》氏が、31歳で私立医大に入学した。２０１８年７月、文科省局長が私大支援事業をめぐる汚職事件で、見返りに受け取ったのは私立医大を受験した息子への大幅加点だった。同年10月、ＮＨＫ女子アナの島津有理子氏は44歳でＮＨＫを退職して、私立医大に編入学した。

「日本に残された最後のプラチナライセンス」としての医師免許は、今なお多くの人々を惹き続けているようである。

２０１９年1月、東大理科Ⅲ類（医学部教養課程）生が、第51代ミス日本グランプリという美のビッグタイトルを獲得した。近年、各種ミスコンに入賞する女医や女子医大生が増えつつあったが「準ミス〇〇」「フォトジェニック賞」など、話題作り的なマイナー賞の受賞が多かった。だが、今回は文句なしのグランプリ受賞である。

同コンテストでは、ファイナリスト13人の中に東大理Ⅲ女子が2名残ったことも話題になり、もう一人の理Ⅲ女子は「ミス海の日」に選ばれた。

また同年のコンテストには、かねてよりミスコン入賞者を多数輩出してきた慶応・聖心・青山学院大の学生もファイナリストに残っていたが、話題にはならず、すっかり東大理Ⅲの威光にかすんでしまったかのようだった。

資料6－① まとめ年表・世界の女医

時代	国	人物	
紀元前2700年頃	古代エジプト	メリト・プタハ	古代エジプトで活躍、世界最古の女医・科学者
紀元前2400年頃	古代エジプト	ペセシェト	古代エジプトで活躍した女医、「女医達の監督官」
紀元前4世紀頃	ギリシャ神話	ヒュギエイア	医神アスクレピオスの娘、ローマに神殿建立
紀元前2世紀頃	中国・漢時代	義妁	中国四大女医、薬草の達人
3～4世紀頃	中国・晋時代	鮑姑	中国四大女医、艾（もぐさ）灸の達人
11～12世紀	中国・宋時代	張小娘子	中国四大女医、外科手術を行う
15～16世紀	中国・明時代	談允賢	中国四大女医、ドラマ『女医明妃伝～雪の日の誓い～』
16世紀	韓国	大長今	韓国王家侍医、ドラマ『宮廷女官チャングムの誓い』

女医が注目を集める時代

山本富士子、叶美香（叶姉妹の妹）、藤原紀香……かつて、女優やタレントの登竜門とされて美貌やプロポーションを競ったミス日本は、近年では「国際親善」の大義名分の下に「美だけではなく知性と内面を競うもの」と銘打ったコンテストになった。

「だからといって、知性などどうやって測るのだろうか。知能テストや教養の有無を問わないならば、高卒や名もない地方の短大卒の女性などよりも、有名大学や留学経験者の方がはるかに分かりやすい。医大生ならばなおさらだ」と、小説『ビューティーキャンプ

資料6－②　まとめ年表・日本の女医

年	対象	できごと
701年	大宝律令／令義解	「女醫」の記載
8世紀	宮内省／典薬寮	「女医博士」の職種
19世紀	楠本イネ	日本初、西洋医学を学んだ女医
1885年	荻野吟子	日本初、女性が医師国家試験に合格
1900年	吉岡弥生	東京女医学校を設立
1925年		帝国女子医専が設立
1928年		大阪女子高等医専が設立
1943～45年		女子医専8校が設立
1946年	GHQ	医師国家試験制度を導入
1961年	厚生省	国民皆保険制度を導入
1965年	小説	『白い巨塔』発表
1978年	テレビドラマ	田宮二郎版『白い巨塔』放映
1985年	向井千秋先生	宇宙飛行士に選出
1996年	西川史子先生	ミス日本フォトジェニック賞受賞
2003～04年	テレビドラマ	唐沢寿明版『白い巨塔』放映
2004年	新研修医制度が開始	若手医師の大学病院離れ／大都市集中が始まる
2006年	群馬大医学部	50代女性が面接減点？で不合格→裁判で棄却
2006年頃	東京医大	女性減点入試を開始？
2007年	国立循環器病センター	集中治療部、医師総辞職
2007年	筆者	大学講師からフリーランスに転身
2008年	国立がんセンター	麻酔科医師集団辞職、フリーランス医師と契約
2012年	天野篤先生	天皇陛下のバイパス手術に成功
2012年	テレビドラマ	『ドクターX』シーズン1放映、フリーランス医師が注目
2015年	産婦人科30代男性医師	長時間労働後の自殺が労災認定
2015年	電通	東大卒新人女子社員が過労自殺
2016年	内科30代女性医師	長時間労働後の自殺が労災認定
2017年	聖路加国際病院	労基の立ち入り調査→残業代追加支給＋外来制限
2017年	芦田愛菜	「病理医になりたい」宣言
2017年	大阪府某病院	新人女医の産休をとがめた部長がマタハラ処分
2018年	新専門医制度開始	東京集中／多忙科回避が加速
2018年	東京医大	不正入試発覚
2018年	島津有理子	NHK女子アナ→私立医大編入
2019年	東大理Ⅲ学生	ミス日本グランプリ受賞

（50ページ）』の主人公が述べているように、東大理Ⅲは、知性を証明する究極のアイコンになるだろう。

「東大医学部」と「ミス日本グランプリ」という知と美の頂点を手にした究極の才色兼備女性の登場は、今後もしばらく女医が日本社会での注目を集める時代が続くことを、予言しているように思える。

第2章　女医と東京医大事件

2-1　始まりは19歳浪人生のSNS

ツイッターで合格宣言

２０１８年7月、文部科学省の前局長である佐野《さの》太《ふとし》氏が、私立大学支援事業の対象校選定に便宜を図った見返りに、東京医科大学の入試で息子を不正に合格させてもらっていたとして、受託収賄容疑で逮捕された。

学長や理事長も絡む大規模な不正だったようで、新聞テレビともにトップニュースとして扱った。高級官僚の贈収賄が、現金・株・土地などで行われる事件は昭和時代から存在していたが、「医大入試で加点」というのは目新しい。

この事件、さらに目新しいのは、インターネット上に佐野元局長の息子とおぼしきツイッターアカウントが存在し、事件に関するツイートが複数存在したことである。

ツイッターによると、２０１７年5月に「浪人して良かったー!!!!!!」という歓喜の書き込み（パパに裏口合格を教えてもらった日？）があり、２０１７年12月28日には大学入試センター試験の16日前にもかかわらず「セブ島で年を越す」という浪人生とは思えない海外バカンスの報告がある。さらに、医大受験が終わった直後の2018年3月3日には「受験おわったー!!!!（中略）たぶん東京医科大行きます」と、すでに合格宣言をしている。

事件発覚後、元のアカウントは閲覧不可能になったが、スクリーンショットなどに残された情報はSNSで拡散され炎上した。2015年の電通新人女性社員過労自殺事件では、会社側が「私生活における恋愛関係のもつれによる自殺」として処理しようとしたのを、女子社員がSNSに残した長時間労働やパワハラ・セクハラに苦しむツイートが発見されて、世論を動かしたが、この事件もSNSが世論を動かした事件とも言える。

ニュースがもたらした驚き

そもそも、東京医科大学とは東京都新宿区にある私立医大の一つであるが、一般人に広く知られている有名校とは言い難い。本件に関しても、案の定、TBSやニューズウィーク誌など複数のメディアが東京医科歯科大学の写真を誤使用してしまい、東京医科歯科大学が公式ホームページで異例の抗議文を掲載した。

東京医大卒業生としては、先にも紹介した、日本人初の国際機関トップとなった元世界保健機関事務局長の中嶋宏氏や、人気テレビドラマシリーズ『医龍』の原案を担当した内科医兼医療ジャーナリストの永井明氏、精神科医の香山リカ氏などが挙げられる。新宿駅から徒歩圏内の都心部に立地しており、その雰囲気は永井明氏の自伝的小説『新宿医科大学』に詳しい。

このニュースに、私を含む50代医師の多くは驚いた。

１９８０年代の受験常識では、東京医大を含む中堅私立医大の入試偏差値は50～55程度、学力的には東大京大はおろか早慶にも及ばないイメージだった。「開業医の跡継ぎ向けの特殊な学校」「面接試験では寄付金の交渉をする」「加点１点ごとに１００万円」などと、当時の週刊誌ではまことしやかに報道されていた。

医師国家試験の合格率も高くはなかったので、新宿区には同校や同様の私立医大を対象にした、医大生や医師国家試験浪人生向けの予備校が存在し、年数百万円という学費にもかかわらず繁盛していた。

つまり、当時の常識では「一般家庭では高額学費（＋寄付金＋国家試験予備校学費）を捻出できないし、卒業しても国家試験合格率は低いし、それを突破して医者になっても勤務医じゃ学費の元を取れない」とされていたので、同校に入学希望者が殺到することはなかったのである。

しかし、ＮＨＫの報道によると、２０１８年の東京医大の一般受験枠は75名、受験者約２６００名、一次合格者４５１名、最終合格者１７１名、進学者85名だそうである。そして、佐野ジュニアは「一次試験が合格ラインに達していなかったので、学長・理事長の指示で大幅加点」したそうである。

変わる私立医大入試の裏事情

ここからは私の推測だが、２０１８年頃の私立医大入試では、コネによる加点と言っても「小論文・面接」でごまかせる範囲のレベルが主流で、一次の学力試験は基本的には自力突破が要求された（らしい）。１９８０〜１９９０年代、私立医大では寄付金と引き換えに学力イマイチ学生を入学させたが、「学力不足で留年や国家試験浪人を繰り返した挙句、30代無職」のような悲惨な事例が相次いだ。医師国家試験はマークシート方式の純粋な学力試験でカネ・コネの効かない世界なので、本人の基礎学力や意欲が乏しい場合には結局のところ突破できないのである。

そして、医師免許取得を諦めてキャリアチェンジを検討する年頃になると、新卒や若さが重視される日本社会では、人生の選択肢が限りなく少なくなっている。こうした元ベテラン医大生たちは高い確率でメンタルを病み、中には性犯罪で逮捕されるなど、保護者も医大側も事後処理に苦慮させられたので、近年の医学部人気もあって学力試験の大幅加点は下火になった（らしい）。


佐野パパは、文科省の中でも旧科学技術庁の出身であり、このような私立医大入試の裏常識（?）に疎《うと》く、よくある一般私立大のAO入試のように解釈してしまったのではないか。また、医大理事長側も「有名高校の学生だし、面接でチョロッと加点すれば大丈夫だろう」と忖度して、合格を安請け合いしてしまったのではないだろうか。

そして、佐野パパはAO入試やら就活内定の感覚で息子に医大合格の内定を告げてしまい、息子もそれをSNSで全世界に発信してしまった。親子で医大入試をナメて、直前に海外リゾートでバカンスを楽しむなどした挙句、勉強に身が入らなくなって一次試験の自力合格も果たせなかった。その結果、医大理事長は「一次試験の大幅加点」という悪目立ちする行為に手を出さざるを得なかった。
また、ＳＮＳでの息子のはしゃぎっぷりから推測するに、現実社会でも周囲に「オレのオヤジは文科省局長だから、コネで医大入学決まったぜ！」のような自慢話を繰り返していたのではないだろうか。やがて周囲の受験生から疑問視されるようになり、しかるべき筋へ告発する者が出現したのではないだろうか。あくまでも私の想像だが。

医学部人気は知っていたが、「文科省高官がイリーガルな手段を使ってまで、息子を私立医大に入学させたがる時代なのか」と、私は驚かされた。そして、「文科省高等教育局」や「国立大学副学長」を経験して、日本の高等教育を知り尽くした人材が、不正手段を講じてまで息子に与えたかった学歴が、慶応義塾大学や早稲田大学のような既存名門校ではなく、中堅私立医大というライセンススクールという事実に、現代日本の大学教育や科学研究の行き詰まりをヒシヒシと思い知らされたのだった。

2-2 パンドラの箱が開いた

公然の秘密だった女性への減点操作

2018年8月、東京医大における不正入試の調査過程で、女性や多浪受験生に対する減点操作が明るみに出て、事件の第二幕が上がった。とりわけ女性受験生に対する一律の減点操作については、「女性差別!」という非難が同校に殺到した。

官僚子弟の不正入学発覚時には発生しなかったデモ隊が東京医大正門前に集結し、「女性差別を許さない」「下駄を脱がせろ」といったプラカードが並んだ。8月下旬には57人の弁護士による「医学部入試における女性差別対策弁護団」が結成され、相談窓口を設けた。記者会見では共同代表の女性弁護士たちが「女子学生への許しがたい差別」と憤《いきどお》りを露《あら》わにした。

一方で、「医大受験生にとっては長年かつ公然の秘密」「男女で合格偏差値の違う私立医大は東京医大だけじゃない」「国公立医大でもやっている」のような意見も、SNSの匿名記事などで多数見られた。

国公立を含めて女性減点入試が広く行われている根拠とされるのが「医師国家試験の合格率は20年以上コンスタントに女性が２〜５％程度高い」という事実であり、女性医大生は入試段階で男性よりも学力的には高い水準が求められていることが推測できる。「日本人横綱とモンゴル人横綱では明らかにモンゴル人の成績が良いのは、横綱になるためにはモンゴル人の方が高い水準を求められるから」というのと同じようなものである。

ちなみに、不正入試がない法科大学院や司法試験では、合格率において特定の性別がコンスタントに高くなる事実はない。

医大入試の特殊性

さて、この事件を論じるには、日本における医大入試の特殊性を理解する必要がある。

医大入試は単純な入学試験ではない。全ての医大には附属する大学病院があり、医大入試には附属病院の総合職採用のような意味も含まれる。一方、法科大学院で入試不正が行われないのは、入学と就職が全くリンクしていないからでもある。

東大・京大のようなノーベル賞受賞者を輩出するレベルのブランド医大ならば、研修医採用にはさほど苦労しないので、入試における得点調整はない（少なくとも噂は聞かない）。しかし、東京医大のような中堅私立医大だと、母校ＯＢが人材確保の生命線となる。同様の女性減点を疑われる私立医大として、聖マリアンナ医大・日本大・昭和大・順天堂大が報道されているが、東京医大同様に全国レベルのブランド医大とは言い難い。一部の国公立医大も「男女で合格率が極端に違う」など女性減点疑惑が報道されているが、いずれも附属病院での医師確保に悩む地方医大である。

これはつまり、総合商社や大手広告代理店などの採用試験で、内々に「総合職女性は最大8名」「20％以内」のような枠を設けるようなものである。

入試での女性減点について「女性差別だ！　許さない！」と新聞もテレビも非難囂々《ごうごう》だが、マスコミ業界にも「激務で女性社員が少ない」という点で、医療業界と似た構造がある。一般社団法人日本新聞協会が発表した調査データ（「新聞・通信社従業員数と記者数の推移」）によれば、２０１８年に調査対象となった新聞・通信社で働く記者は１万８７４３人おり、そのうち女性記者数は３７８１人（20・２％）となっている。入試での女性減点について「女性差別だ！　許さない！」と報道している新聞・通信社が、自社採用試験において女性を本当に平等に扱っているのか、個人的には大いに疑問が残る。

事実上の「採用試験」

なぜ、医療の現場では女性が敬遠されるのか？　やはり一般の企業同様に、産休・育休・育児時短による戦力低下や、それらのマネジメントの煩雑《はんざつ》さを避けたいからである。特に大学病院のような高度な医療機関では、「10時間以上の長時間手術」「徹夜の救急外来」「月10泊以上の産科当直」のようなキツい業務を、誰かが担わなければならない。女医が出産するからと言って、病院の患者数や手術件数を減らすことは、現在では不可能である。

女医の産育休時短による戦力低下は、ただでさえ長時間労働が問題視されている同僚の勤務医がカバーすることが、今でもほとんどである。ゆえに病院側としては、一般企業同様に可能な限り〝若い男〟を採っておきたいのだ。

２０１８年８月、タレント女医で元整形外科医の西川史子先生は、「（成績順に）上から採っていったら女性ばかりになってしまう」「眼科医と皮膚科医だらけになってしまう」「外科医は少ない、やっぱり外科医になってくれるような男手が必要なんですよ」とワイドショーで解説し、「(女性減点は)当たり前」「(東京医大に)限らない」「男女比を考えて採用するべき」と発言をして、物議を醸した。

これに対して、「女性蔑視だ!」という激しいバッシングも多かったが、SNSでは「医療現場の現実を考慮した」のように擁護する匿名コメントも多かった。これも、医大入試を文字通りの学力試験と考えるか、「事実上の採用試験」と解釈するかの相違であり、一度は外科医への道を志した西川先生は後者と考えたからだろう。

同じ頃、女性医師を応援するWebマガジンの「joy.net」では、女医を対象に「東京医大の女子一律減点」について緊急アンケート調査を行ったところ、65%の女医が「理解できる」もしくは「ある程度理解できる」を選択するという結果だった。

この結果は、多くの一般人向けメディアでは驚きをもって紹介された。これも、一般人向けメディアが「医大入試とは大学入試の一種」と考えたが、医療現場を知る女医たちは「事実上の採用試験」と解釈してアンケートに回答したからだろう。

新研修医制度による医師不足がきっかけ

この女性減点入試、すなわち水面下の男性医師確保策が広まった一因は、2004年の新研修医制度（36ページ）導入による大学病院の深刻な医師不足である。

それまでは慣習的に、医大を卒業した新人医師の7割以上が母校の附属病院へ就職して、医師キャリアの第一歩を踏み出すことが一般的だった。大学病院における医師確保は困難ではなかったので、えげつない男性優遇入試に手を染める必然性はなかった。

しかし、この制度改定を契機に、大学病院で初期研修をスタートする医師が年を重ねるごとに減ってゆき、2019年度内定者では40・3％にとどまっている。

また、初期研修の2年間は、特定の医局に属さずに研修中心の生活を送るので、実質的な附属病院のマンパワーにはなりにくい。厚労省の医師需給分科会でも「1年目0・3人分、2年目0・5人分」として、医師としてのマンパワーを計算している。

2015年施行の女性活躍推進法、2017年の改正育児・介護休業法など、近年は日本の随所で女性進出が進んでいるにもかかわらず、2004年頃まで増加の一途だった医師国家試験合格者における女性率は、新研修医制度開始以降はピタッと増加が止まってしまった（第1章・**資料4**〔41ページ〕参照）。女性減点入試も、第三者委員会の調査では、東京医大は2006年から、順天堂大では遅くとも2008年から始まったことが判明している。

また、今回の事件で文科省に女性差別として名前を公表された医大は、いわゆる中堅〜上位私立に集中している。これは、偏差値的に下位の私立医大では、学力的に下駄を履かせた男性を入学させると、医師国家試験合格が怪しくなるからである。いくら「附属病院で当直や重症対応できる医師が欲しい」と言っても、「医師国家試験不合格の男性」よりは「合格した女医」の方が戦力になるのだし。

聖マリアンナ医大（神奈川県）の内部調査によると、２０１１年から女性減点操作をはじめ、２０１７年度からは女性で２浪以上の入学生が皆無になったそうだ。これは、医大人気や学生の首都圏集中を受けて聖マリアンナ医大の偏差値も上昇してきたので、「下駄を履かせた男性でも、今のウチのレベルならば医師国家試験を突破できそう」と医大側が判断したと推測できる。

2-3 「女性の働きやすい環境整備」のジレンマ

女性支援の充実には、人数制限？

女性減点入試に対する「意識高い系」有識者の意見は、軒並み「女性を排除するのではなく、女性が長く働きやすい体制を整えるべき」といった内容になっている。実際、ここ10年で、医療界は「時短勤務」「当直免除」など、女性医師が長く働けるような制度を整えてきた。

現在の大学病院にには、女医復職支援室のような部署が必ず設置（運用実態は様々だが）されているし、研修医募集のホームページには「医師の夫と結婚して、出産後は平日昼間のみ時短勤務しています」といった女医が、ロールモデルとして登場していることが多い。

こういう情報はインターネット上で広く公開されているので、女子高生やその親も簡単にアクセスすることが可能である。しかしながら、それを支援する側として確実に存在するはずの「当直月10回の独身女医」的な人材は、まず病院ホームページには登場しない。

こうした流れを受けて、「資格は一生使える」「日本社会の中では比較的マシ」「医師の時短勤務の方が、学校教師よりラクかも」「男性医師と結婚できて時短勤務……ってステキ♡」と、高学力女子高生が医学部に集中するようになった。「早慶上智などハイスペック女子大生が、総合商社一般職に集中（49ページ）」と似たような構造である。

その結果、「女性支援制度を整えれば整えるほど、受験生の女性率は上昇し、相対的に女性を支援するはずだった男性が弾《はじ》かれる」というジレンマが存在している。「女医の出産・育児を無理なく支援する」ためには「支援される人数の倍以上の支援する人材数」が必要になる。それを実現するための方策が、入試における女性減点、および3分の1で止まった医大女性率だったとも言える。２０１９年1月、女性減点入試が発覚した順天堂大学が、かつて受賞した「女性活躍推進大賞」を返上していたが、「女性支援策の充実には、女性率制限が必要」というジレンマを表す一例でもある。

ゆるふわ女医の増加

私が医大に入学した昭和末期には、医療ドラマといえば『白い巨塔』のような男くさいドラマぐらいしかなかった。マスコミに登場する女医も、前に述べた宇宙飛行士の向井千秋先生のようなバリキャリ系しか見かけなかった。「女は要らない」「就職後○年間は妊娠禁止」と公言する教授も多かった。しかし、「『女は使えない』と言われないよう、頑張ろう」という覚悟を持って入学・就職した女医も、今より多かったように思う。

現在では、各種ミスコンに入賞する女医やバラエティ番組で活躍するタレント女医は増える一方である。「医師夫と都心タワマンで暮らすセレブ女医」のようなメディア記事も多い。前章で紹介したように、２０１７年には、就職早々に育休を取得しようとした若手女医に苦言を呈した管理職が、マタハラで処分される事件もあった。多くの大病院は公立病院なので、産育休時短に関してのコンプライアンスは遵守されるようになり、「女は要らない」発言も（表向きは）皆無になった。

その結果、俗に「ゆるふわ女医」と呼ばれる、「医師免許取得後は、スキルを磨くよりも男性医師との婚活に励み、結婚出産後は昼間のローリスクな仕事を短時間だけ」「当直・手術・救急・地方勤務は一切いたしません」といった女医が目立つようになった。彼女らは「出産・育児の経験を医療に生かす」「患者に寄り添う」をセールストークにすることが多い。「女3人で男1人分」という東京医大関係者の発言が非難されているが、組織にぶら下がって「男の3分の1」レベルの仕事しか担わない「ゆるふわ女医」は実在し、残念ながら増加傾向にある。

２０１６年の厚労省の第二回医師需給分科会では、日本女医会会長の山本紘子先生が、「お惣菜医者」として、「週2回ぐらい午前中だけ働いてある程度の収入を得て、後の時間は自由に子供の教育や自分の趣味に使う女性医師」を紹介している。また、医師需給分科会では「女性医師は男性医師0・8人分」として医師マンパワーを計算しているが、山本先生は「実態としては（0・8より）少ない感じ」とも発言している。私も同感である。

2018年、東京医大の女性減点入試に関係して、あるメディアが女性医大受験生にインタビューを行った。

「どういう医師になりたいか」を訊くと「女性医師が院内保育やパートなどの制度を活用していると知り、自分もそう働きたい」と、2浪中という予備校生が回答していた。医大合格すらしていない段階なのに「将来はパートで働く」と即答しており、「当直・手術・救急・僻地勤務」というような用語は彼女の職業観にはなさそうだった。

「外科医になって留学したい」「故郷で開業して親孝行したい」「医学研究でノーベル賞を目指したい」……、私が受験生だった昭和末期には、「どういう医師になりたい？」と訊くと男女を問わずこのような夢を語る回答が多かったように思う。

現在、医大を目指す女子学生の人生設計には、まずは最優先事項として、結婚出産育児がデフォルト設定されており、次いで世間体もよく短時間勤務でキラキラ輝くためのトッピングとして医師免許取得を目指しているのだなあ……と、医大入学以前の「ゆるふわ女医」宣言に、私は時代の変化をしみじみ感じてしまった。

そして、「優れた医者になりたい」というよりも、「日本に残された数少ない既得権層に入る手段」として受験勉強に励んでいるような姿に、「なんだかなぁ……」という思いでいっぱいになった。

２－４　乖離するポリティカル・コレクトネスと現実

若い学生が欲しい医大側

今回、女性差別ほど問題視されなかった多浪差別だが、基本的に医大入試では、就職試験と同様に、若い受験生ほど好まれる。かつて東海大学医学部は、米国のメディカルスクール（大学を卒業後に４年制の医科大学院を修了して医師になる）を手本にして、「医学部３年次（その後４年間で卒業できる）から40名の学士（４年制大学を卒業した人）編入者」を受け入れていたが、効率的に医師免許を取得した後は、母校の大学病院の医師不足を気にせず、早期開業や美容クリニック就職を果たす者が相次いだらしく、２０１８年度編入試験では

「1年次後期（その後5・5年で卒業できる）から15名」に枠を縮小している。

多浪受験生や社会人を経験した再受験生の扱いは、医大によってかなり違う（らしい）。ネットを検索すると「3浪以上が皆無」や ら「3〜4浪やら40代再受験生もゴロゴロいる寛容な医大」のような内部情報がザクザク発見できるが、学長の交代などを契機にガラリと方針が変わることもよくある（らしい）。

２０１８年、東京医大発の一連の騒動を受けて、13年前に群馬大学医学部を55歳（当時）で受験して高得点を叩き出すも不合格になり、裁判に訴えたが棄却された女性（41ページ）が再び注目されて、いくつかのメディアに登場した。68歳になっていたが、医大不合格の理由についての公式な説明は、結局のところなかったそうだ。「年齢差別だ！　けしからん！」「医大卒業時に60代なんて使い物にならない、税金を投入するのだし不合格は当然」「不合格は当然だが、大学は予め募集要項に明記すべきだった」と、ＳＮＳの匿名コメントは3つに分かれた。

自衛官として募集されて、入学と同時に就職する防衛医科大学校は、かねてより「入学時に21歳未満（2浪以内）」と募集要項に明記されており、東京医大騒動を経験した後でも２０１９年度の募集要項を変更しなかった。

しかしながら、他に若年者優遇を公言する医大はない。

過疎地域出身者に加点も

また今回の騒動では、神戸大と金沢医科大学が、地域枠入試で特定地域（過疎地域）の出身者に加点したことが判明して、文科省に「不適切入試」と認定されている。

「神戸大医学部の入試で、灘高校のような名門私立進学校と僻地公立高出身者が完全学力競争をすれば、後者はまず合格できないんじゃ……」と、私は思ってしまったが、「予め明示していない加点」が問題となったらしい。２校とも、謝罪記者会見を開催して、追加合格者を発表した。

医大入試における地域枠とは、地方の医師不足を受けて、「卒業後に指定地域で一定期間（9～11年）働く」「義務年限を終了すれば返還しなくてよい奨学金を貸与」という自治医大のミニチュア版のような制度で、多くの医大では一般入試より偏差値的には低くなる。２０１８年度入試では「医大定員合計の９４１９名のうち15～18％程度が地域枠」と推定される。「受験テクニックを磨きぬいた都会の進学校出身者」よりも「地元高校現役トップ層」を優先させる構造になっている。

女子医大はよくても男子医大はペケ

２０１８年11月、一連の騒動を受けて、全国医学部長病院長会議は「大学医学部入学試験制度に関する規範」を発表した。要約すると以下のとおりである。

・男女差別：厳禁、ただし、東京女子医大は「国民が広く承認している」ことから容認
・浪人年数（年齢）による減点：厳禁
・内部進学、同窓会子弟、推薦、学士編入、帰国子女枠：予め要件を明示すれば容認
・地域枠：（出身地による加点）予め要件を明示すれば容認
　また地域枠内の男女差別は厳禁だが、予め明示された年齢制限は容認

東京女子医大のように「男性は１００％不合格」の医大が容認されるならば、予め明示すれば男子医大や男女別定員枠医大入試は可能なのだろうか？

現在のところ、東京薬科大学には男子部と女子部があり、男女半々となるように募集定員が予め設定されており、文科省も容認している。これは、同校が東京薬学校（男子校）と上

野女子薬学校が合併したという歴史的経緯に由来する。

同様に、防衛大学校の採用試験では、「1学年３００名のうち女性35名」と定めており、これも防衛省に容認されている。

また、２０１６年度に医学部が新設された東北医科薬科大では、開設の際に「男子校にしたい」という強い要望があったらしい。同校は東北地方の医師不足対策として設立された経緯があり、僻地の厳しい勤務に耐えられる男性医師の養成を自治体病院などから強く求められていたことが推察される。

しかしながら、同年の第五回医師需給分科会の会議録では、全国自治体病院協議会会長の蓮見公雄氏が、「東京女子医科大があるなら東北男子医大に」と要望したが「憲法違反とか何とか言ってペケされました」との発言が記されている。

国立お茶の水女子大学は合憲だが、防衛大学校や防衛医科大学校が女子学生を受け入れないのは違憲と問題視されるのが今の日本社会である。今後、男子医大や男女別定員を新設することは、ポリティカル・コレクトネス的には厳しそうである。

2-5 「女性医学生31・8%」「女医＝0・8×男性医師」の憂鬱

医師需給計画の誤算

２０１６年に公表された厚労省の医師需給推計では、「医師需給は２０２４～２０３３年に均衡に達し、それ以降は過剰になる」とされており、２０１８年度に導入された新専門医制度など厚労省の医療政策は、基本的にこの推計をベースにしている。

たとえば、２０１８年４月には、医師過剰時代に備えて２０２２年度以降の医学部定員削減方針が公表されている。

しかし、この推計では、30～50代男性医師を１人分とした場合に、女医と60代以上医師を０・８人分と仮定して計算している。また、医大女性率は過去10年間の平均値である31・8%が今後も継続することを前提としている。

そして、医大生は25歳前後で医師国家試験に合格した後、約40～50年間働くことを前提としており、島津有理子氏のように44歳で医大進学するような高齢医学生は、この医師需給推計では想定されていない。

２０１９年度のガチの学力入試結果は？

２０１９年５月、東京医大は、２０１９年度医学部一般入試合格率が「男性16・９％、女性16・７％」と公表し、前年度の「男性８・８％、女性２・９％」から是正されたことを世間に印象づけた。

２０１９年度入試における最終的な全医大の女性率は、本稿執筆時（２０１９年５月）までには正式発表はなかったが、大手医学部専門予備校のメディカルラボの調査では、合格者数は前年に比べて女子は１・２倍、多浪生は１・４倍に増えたそうである（『週刊朝日』２０１９年４月26日号）。

２０１８年９月の文科省の緊急調査では、「２０１３〜２０１８年度の医大合格率平均値は、男性11・25％に対して女性９・55％であり、男性が１・18倍高い」と報告されているので、「ガチの学力入試になったら、女性が１・２倍増えた」というのは納得できる数値である。

また、同記事には「5浪男女が合格」「15浪超が合格」という予備校コメントもあったが、このような元多浪医学生が、スムーズに6年後に医師国家試験に合格するか否かは危惧されるところである。

２０１９年度の女性医大生率は31・8％×１・２倍の約38％をベースに、不適切入試による追加合格者の多くが女性なので、２０２５年度医師国家試験合格者の女性率は40％を超え、しかし合格率の男女差は縮小することが予想される。

そして、「現実はもっと低い」と日本女医会会長や現場からは指摘されていたが、ポリコレが怖くて正確な数値化から逃げていた「女医＝０・８×男性医師」という数式にも、厚労省や大学病院幹部は真摯に向かわざるを得なくなった。「女３人で男１人分」という東京医大関係者の発言は、あながち間違いではなかったのかもしれない。

何はともあれ、厚労省の医師需給計画は、根本からの変更を余儀なくされそうである。

コラム ハーバード発「女医は患者死亡率が低い」論文に異議あり！

2016 年 12 月、「女性医師が担当すると患者死亡率が低い」という論文が、ハーバード大学の公衆衛生学大学院から発表され、筆頭著者の津川友介氏が日本人であったこともあり、日本国内でも話題になった。

現在、論文そのものは無料公開されている（＊１）ので、遅ればせながら私も読んでみた。そして、私の解釈は、「女医が優秀というよりも、軽症患者を担当しているから死亡率が低い」である。その根拠を以下に示したい。

1．ふつうの医師だけでなくオステオパシー（整骨）医師も対象であり、女医の方がオステオパシー医師の割合が多い

まずは、「Table 1.」という図を注目したい。医師（Physicians）の部分で、対象となった医師の背景を説明している。この中の資格（Credentials）の項で、「女性医師（Female Physicians）の、91.6％が一般医師（MD = Medical Doctor)、8.4％がオステオパシー医師（DO = Doctor of Osteopathic Medicine)」とある（①参照)。オステオパシーは整骨医学とも訳され、日本では整体やカイロプラクティックと混同されやすいが、「体全体を一つのユニットとみて、自然治癒力を引き出して、健康を回復させる手技」と説明される。

また、日本では専門学校で学ぶ民間資格だが、アメリカでは大学卒業後に４年制のオステオパシー医学校を卒業して試験を受ける国家資格であり、医薬品の処方も可能である。日本の整骨院のように開業するケースもあるが、ふつうの医師のように病院で働いたり、救急部門でシフト勤務したり、街でクリニックを開業するケースも多い。アメリカのオステオパシー医師は、日本の柔道整復師よりは高度の医学的なトレーニングを受けているが、医科

Table 1. Physician and Patient Characteristics, by Physician Sex[a]

Characteristic	Female Physicians 女医 (n = 18751)	Male Physicians 男医 (n = 39593)	
Physicians			
Age, mean (SD) , y	42.8 (9.4)	47.8 (11.4)	
Years of experience since completion of residency. mean (SD) , y	11.6 (8.7)	16.4 (10.9)	
Credentials, No. (%)			
MD (allopathic)	17174 (91.6)	36823 (93.0)	①
DO (osteopathic)	1577 (8.4)	2770 (7.0)	
Annual hospitalizations per physician, No.[b]	131.9	180.5	②
Patients			
No. of patients	415559	1200296	
Age, mean (SD) , y	80.8 (8.5)	80.6 (8.5)	
Female, No. (%)	258091 (62.1)	722038 (60.2)	
Race/ethnicity, No. (%)			
White	336879 (81.1)	973507 (81.1)	
Black	45949 (11.1)	126593 (10.6)	
Hispanic	19605 (4.7)	65186 (5.4)	
Other	13126 (3.2)	35010 (2.9)	
Annual household income, mean (SD) , $	59570 (23839)	55841 (22007)	
Medicaid coverage, No. (%)	96275 (23.2)	294940 (24.6)	
Coexisting conditions, No. (%)			
Congestive heart failure	82693 (19.9)	241113 (20.1)	
Chronic obstructive pulmonary disease	101966 (24.5)	315736 (26.3)	
Diabetes	131640 (31.7)	388833 (32.4)	
Renal failure	91745 (22.1)	261492 (21.8)	
Neurologic disorders	65085 (15.7)	192980 (16.1)	
Cancer	30469 (7.3)	83704 (7.0)	
Mental illness	65286 (15.7)	182815 (15.2)	

[a] P < .001 for all comparisons.
[b] Estimated assuming that the proportion of Medicare beneficiaries with Medicare Advantage plans is 30%, and Medicare beneficiaries comprise 40% of all hospitalizations in the United States.

大学院（米国は大学卒業後に４年制の医科大学院に進学して医師になる）に比べ入試難度も低く、収入も少なめで、働ける分野も事実上限定されている。

論文だと、「女性の 8.4%、男性の 7.0%がオステオパシー医師」とあるが、オステオパシー医師は一般医師よりも軽症を担当していた可能性が高い。

2．女医は時短勤務者が多い

同じ図の、医師１人当たりの年間入院患者数（Annual hospitalizations per physician, No.）は「女性 131.9、男性 180.5」であり、明らかに女医が少ない（②参照）。ダイバーシティ先進国であるアメリカの病院は「週 20 時間勤務」「年 40 週間勤務」などのワークスタイルの選択肢が多く、女医は時短勤務者が多いと考えられる。そして、時短勤務者は、フルタイム医師よりも軽症を担当していた可能性が高い。

3．ホスピタリスト（入院患者専門の内科医）だからといって、平等ではない

論文では「ホスピタリスト（入院患者専門の内科医）は患者を選べないので、重症度のバランスがよい」と説明されている。しかし、現実の病院勤務では同時に複数のホスピタリストが同じシフトに入るので、その日のリーダーが各医師の得意分野やスキルを考慮しつつ患者を割り当てることが一般的である。そして、時短勤務医やオステオパシー医師には、フルタイム勤務医や一般医師よりも軽症患者が割り当てられていた可能性が高い。

4．女医担当患者は、入院日数が短く自宅退院率も高い

「eTable 2.」という図の患者データ（Patient characteristics）によると、平均入院日数（Average length of stay, days〔SD〕）は「女医 4.6 日、男医 4.8 日」と女医が短い（④-A）。また、患者の退院先（Discharge location）を「自宅（Home）・高度介護施設（Skilled nursing facility）・リハビリ施設（Rehabilitation facility）・ホスピス（Hospice）・その他（Others）」に分類したデータでの自宅退院率は「女医 58.7%、男医 57.6%」と女医が高い（④-B）。よって、女医の担当患者は入院日数が短く自宅退院率も高く、軽症だった可能性が高い。

論文は「女医担当患者の死亡率は 11.1%であり男性 11.5%なの

で、比率にすると約4%も死亡率が低い」と主張するが、「女医担当患者の入院期間も男性医師より比率で約4%も短いのだから、患者の重症度を考えると、そのレベルの差はあるはず」というのが率直な私の感想である。

１〜４の観点から、この論文上のデータのみで「女医の方が優秀だ」と結論づけるのはムリがある。本気で「女医の方が優秀」を証明したければ、オステオパシー医師や時短勤務医師を集計から除外し、「フルタイム勤務の一般医師に限定」のように男女間の条件を揃えた上で、比較検討すべきである。

身も蓋もない話だが、研究には研究費が必要である。広く民間から研究費を集めるためにも、メディア戦略は重要である。そして、「女性の方が優秀」的な論文は、一般人向けのメディアで取り上げられやすい。近年ではSNSでの拡散も無視できない。

近年、米国の医学界では「女性患者の心臓病は女医が診た方が死亡率が低い」「女医のリーダーシップで心肺蘇生をした方が予後がよい」等の論文が次々と発表されており、ちょっとした「女医は優秀」論文ブームである。しかしながら、セクハラで数十億円の賠償金判決が命じられ、#MeToo運動などフェミニズムが盛んな米国で、「男性医師の方が優秀」のような論文が簡単に発表できるとも思えない。本文でも述べたが、日本でだって、国立お茶の水女子大学や東京女子医大は適法だが、「防衛大・防衛医大に女性が入れないのは違憲」とされているし。

2018年、東京医大入試における女性減点問題で、再びこの論文は注目された。意識高い系の評論家や医療ジャーナリストは「女性差別だ！　許されない！」と大騒ぎし、その根拠として「ハーバード大の研究で、女医の方が優秀と報告された」と、この論文を引用したからである。そして、この論文を盾に騒いだ（自称）専門家の多くは、結局のところ日本語の翻訳記事しか読んでいないとも言える。また、英文論文をキチンと読みこめる能力のある真の専門家は、「これは、女医の優秀さを証明した論文ではなさそう」と積極的な発言を控えたのだろう。

eTable 2. Hospital and Patient Characteristics by Physician Gender

		Female physicians 女医 N=18,751	Male physicians 男医 N=39,593	
Hospital characteristics				
Hospital size	Small (<100 beds)	1,085 (6.1%)	3,268 (8.6%)	
	Medium (100-399 beds)	9,280 (52.1%)	21,281 (55.7%)	
	Large (≥400 beds)	7,460 (41.9%)	13,628 (35.7%)	
Teaching status	Major	5,168 (29.0%)	8,061 (21.1%)	
	Minor	6,119 (34.3%)	13,015 (34.1%)	
	Non-teaching	6,538 (36.7%)	17,101 (44.8%)	
Hospital region	Northeast	4,746 (26.8%)	8,574 (22.7%)	
	Midwest	4,057 (22.9%)	9,148 (24.2%)	
	South	5,517 (31.1%)	13,167 (34.8%)	
	West	3,402 (19.2%)	6,903 (18.3%)	
Profit status	For-profit	1,932 (10.8%)	5,411 (14.2%)	
	Nonprofit	13,947 (78.2%)	28,850 (75.6%)	
	Public	1,946 (10.9%)	3,916 (10.3%)	
RUCA	Urban	15,669 (89.3%)	31,810 (84.7%)	
	Suburban	326 (1.9%)	830 (2.2%)	
	Large rural	1,262 (7.2%)	3,886 (10.4%)	
	Small rural	293 (1.7%)	1,029 (2.7%)	⑤
ICU	No	2,135 (11.9%)	5,355 (13.9%)	
	Yes	15,797 (88.1%)	33,102 (86.1%)	
Patient characteristics				
Average length of stay, days (SD)		4.6 (3.9)	4.8 (4.0)	④-A
Primary diagnosis*	Respiratory system	87,339 (21.0%)	272,974 (22.7%)	
	Circulatory system	75,318 (18.1%)	221,440 (18.5%)	
	Kidney & urinary tract	48,596 (11.7%)	132,748 (11.1%)	
	Infectious & parasitic disease	40,450 (9.7%)	121,140 (10.1%)	
	Digestive system	43,579 (10.5%)	122,097 (10.2%)	
	Nervous system	35,973 (8.7%)	101,689 (8.5%)	
	Others	84,304 (20.3%)	228,208 (19.0%)	
Discharge location	Home	244,069 (58.7%)	691,535 (57.6%)	④-B
	Skilled nursing facility	110,364 (26.6%)	316,375 (26.4%)	
	Rehabilitation facility	10,076 (2.4%)	29,854 (2.5%)	
	Hospice	19,838 (4.8%)	53,408 (4.5%)	
	Others	31,212 (7.5%)	109,124 (9.1%)	

All p-values <0.001. Numbers are No. (%). Abbreviations: RUCA, rural-urban commuting area; ICU, intensive care unit; SD, standard deviation *Defined using Major Diagnostic Category (MDC).

という訳で、今後「ハーバード大の研究では、女医が優秀！」と騒ぐ（自称）専門家を見かけたら、「英語医学論文をマトモに読めない人なのね」と、生暖かい目で見ることをお勧めしたい。

実はこの論文の中で、今後の日本の医療が最も参考にすべきは、「eTable 2.」における病院の種類（Hospital characteristics）である。女医は、都市部の大病院を選ぶ傾向がはっきり表れており、地方小都市病院（Small rural）に勤める率は「女医 1.7%、男医 2.7%」である（⑤参照)。「女医が増えると外科医が足らなくなる」とよく言われるが、日本の外科医不足は「外科医じゃなくてもできる仕事（ガーゼ交換など）やら、医師免許の要らない雑用（試験監督など）を外科医にやらせている」からでもあり、病棟薬剤師や専門看護師の育成など、外科医の人数を増やさなくても解決する方法はある。

かねてより、「女医は地方に行きたがらない」ことは医療現場としては常識だったが、はっきりとした統計はなかった。「産休や育児時短を問題なく取得するためには、都市部の大病院がよい」「田舎の男尊女卑な空気がイヤ」「高学歴男性が少ないので婚活に不利」「子供を通わせたい名門校がない」など理由は様々だが……。「医師夫婦で妻が都会を離れたがらず、夫のみ地方病院に単身赴任」家庭はそこかしこに見られるが、逆は非常に少ない。

女医率が上昇して最もダメージを受けるのは、実は地方医療である。それを知っているからこそ東北医科薬科大は「東北男子医科大（85 ページ)」を欲しがったのだ。しかしながら、全国医学部長病院長会議は、地域枠入試においても男女差別は厳禁と決議した（84 ページ)。「2018 年度開始の新専門医制度」「2019 年度開始の完全男女平等入試による女医増加」「2024 年度から予定されている医師の時間外労働上限」のトリプルパンチで、今後の地方医療における医師需給は、根本的な計画やり直しを余儀なくされそうである。

（＊1）https://jamanetwork.com/journals/jamainternalmedicine/fullarticle/2593255

第3章　女医の人生すごろく

3－1　医大入試――女子高生と地方高生が医大を目指すわけ――

東大・医学部合格ランキングから見えるもの

かつて、日本における進学校の評価は「東大合格者数」でほとんど決まり、年度末になるといろいろな週刊誌では「高校別、東大合格者数ランキング」を載せて目玉記事にしていた。だが、近年では医学部人気を受けて、「東大・医学部合格者数」が進学校のベンチマークとされるようになった。2015年頃からは、過熱する医学部人気を受けて「医学部に強い高校ランキング」など、東大よりも医大を重視する記事も目立つようになった。秋ごろになると、週刊誌は「医学部進学大百科」のような別冊ムック本を出版することも定番になりつつある。

2018年4月、Webメディアの「AERA dot.」は、「首都圏中高一貫校の医学部合格率」ランキングを掲載している（**資料7**）。進学校は定員のばらつきが大きいので、医学部合格者数を定員で割った「医学部合格率」をベンチマークにして「できれば子供を医

資料7　首都圏中高一貫校　医学部合格率ランキング（2017）

順位	国公私	学校名	所在地	卒業生数	国公立大（防衛医科大含む）＋私立大医学部合格率	国公立大（防衛医科大含む）＋私立大医学部合格数	国公立大（防衛医科大含む）医学部		私立大医学部	
							総数	現役	総数	現役
1	私	桜蔭	東京	234	63.25	148	53	38	95	53
2	私	白百合学園	東京	172	48.26	83	9	5	74	52
3	私	聖光学院	神奈川	224	44.20	99	36	30	63	48
4	私	海城	東京	315	43.49	137	36	22	101	63
5	私	暁星	東京	162	43.21	70	13	11	57	29
6	私	雙葉	東京	178	40.45	72	14	10	58	33
7	私	豊島岡女子学園	東京	335	39.40	132	44	26	88	52
8	私	巣鴨	東京	259	37.45	97	30	9	67	12
9	私	開成	東京	398	37.44	149	70	38	79	33
10	国	筑波大附駒場	東京	160	35.00	56	23	17	33	16
11	私	秀明	埼玉	115	33.91	39	3	2	36	10
12	私	栄光学園	神奈川	179	32.96	59	27	18	32	9
13	私	麻布	東京	299	30.77	92	44	16	48	19
14	私	駒場東邦	東京	231	30.30	70	24	12	46	16
15	私	光塩女子学院	東京	142	30.28	43	8	6	35	18

表中の「国」は国立、「私」は私立、「公」は公立。2017年のデータ。合格者数は現役と浪人を合わせた人数

出典：『AERA dot.』2018年4月27日（大学通信・安田賢治氏）

者にしたい」層へ、アピールしたと考えられる。

それによると、ダントツ1位が桜蔭、2位が白百合学園、その他トップ10校には雙葉、豊島岡女子学園を加えて、女子高4校がランクインしている。

かねてよりキャリア志向が強く、東大合格者数でも上位にランクインする桜蔭はともかく、白百合学園・雙葉・豊島岡のような良妻賢母イメージの強かった高校からも、医学部進学者が増えていることが窺える。

そして、進学先を国公立／私立医学部に分けると、桜蔭を除く女子高では、国公立合格者数は私立の半分以下である。私が医大に入学した1980年代、医学部に進学したがる

女子高生といえば「桜蔭↓東大↓高級官僚」的なバリキャリ女子が多かったが、近年ではそれに加えて、「裕福な家庭のお嬢様」そして「ゆるふわ女医（79ページ）予備軍」的な医大進学者が増えていることが推察できる。

　2019年3月、恒例の東大合格者数高校別ランキングが公表されたが、トップ10校のうち4位の灘、9位の久留米大附設を除く8校が首都圏であった（**資料8**）。

資料8　東大合格者数高校別ランキング（2019）

	高校名			卒業者数	合格者数（現役）	18年	17年
1	○	開成	（東京・男子）	401	187（140）	175	161
2	○	麻布	（東京・男子）	308	97（70）	98	79
3	○	聖光学院	（神奈川・男子）	228	93（77）	72	69
4	○	灘	（兵庫・男子）	219	73（59）	91	95
5	○	渋谷教育学園幕張	（千葉・共学）	345	72（47）	48	78
6	○	桜蔭	（東京・女子）	227	66（53）	74	63
7	○	駒場東邦	（東京・男子）	233	61（41）	47	51
8	○	栄光学園	（神奈川・男子）	187	54（34）	77	62
9	○	久留米大附設	（福岡・共学）	202	50（36）	23	27
10		日比谷	（東京・共学）	321	47（29）	48	45
11	○	海城	（東京・男子）	328	46（31）	48	49
12	△	東京学芸大附属	（東京・共学）	326	45（23）	49	46
13	○	西大和学園	（奈良・共学）	336	42（22）	30	35
14		浦和	（埼玉・男子）	400	41（19）	22	31
15	○	浅野	（神奈川・男子）	266	38（33）	42	32
16	○	東海	（愛知・男子）	427	37（26）	30	31
17	○	甲陽学院	（兵庫・男子）	206	34（24）	27	39
17	○	ラ・サール	（鹿児島・男子）	225	34（21）	42	40
19	△	筑波大附属	（東京・共学）	238	32（22）	38	39
20	○	早稲田	（東京・男子）	300	30（25）	38	30

※○＝私立、△＝国立、無印＝公立　　2019年3月12日現在
※筑波大附属駒場、女子学院などは未発表

出典：『デイリー新潮』2019年3月25日

女子学生率は2017年から19・8%↓18・8%↓17・4%と2年連続で低下した。

　一方、2019年4月に公表された国公立大医学部合格者数ランキングでは、トップ10校

のうち6位の開成を除く9校が非首都圏だった。医学部ランキングのうち公立高校トップは7位の札幌南で、北海道三医大のうち札幌医大（公立）と旭川医大（国立）で地域枠入試が盛んなことを活用しているようだ（**資料9**）。

「東大？　それとも医学部？」――成績優秀な高校生ならば一度は問われる質問だが、「東京」「男性」は東大、「地方」「女性」は後者を選ぶ傾向にあることが、これらのデータからも推測できる。

また、２０１９年度の東大女子学生率のさらなる低下には、東大から医大受験に転向した女子高生が、それなりの割合で存在したことが推察できる。

首都圏の男子トップ層は海外へ

なぜ東京の男子高生は、医学部を目指さないのか？　一つは、東京には医師以外にも、外資系金融・戦略コンサル・広告代理店・テレビ局など、高給で面白そうな仕事が集中しているからだろう。

逆に、北海道に行けば「地方の高齢化」「地域経済の低迷」の裏返しで、「人気学部ランキング」および「結婚したい男性ランキング」としては、医学部・医師が独走トップ状態であ

資料９　国公立大医学部合格者数ランキング（2019）

順位		学校名（所在地）	国公立大医学科計	卒業生数	東京大	うち理Ⅲ＋医	京都大	うち医	国公立大医学科＋東大京大占有率（％）
1	○	東海（愛知）	**116**	427	37	2	40	2	44.3
2	○	灘（兵庫）	**90**	219	74	21	48	26	75.3
3	○	洛南（京都）	**78**	456	13	5	64	11	30.5
4	○	ラ・サール（鹿児島）	**68**	225	34	1	4		46.7
5	○	甲陽学院（兵庫）	**63**	206	34	1	49	6	67.5
6	○	開成（東京）	**61**	401	187	10	9		61.6
7		札幌南（北海道）	**56**	321	19		11		26.8
7	○	久留米大附設（福岡）	**56**	202	50		11		57.9
9	○	東大寺学園（奈良）	**54**	210	27		68	8	67.1
10	○	昭和薬科大附（沖縄）	**53**	207	3		3		28.5
11	○	愛光（愛媛）	**52**	229	13		6	1	30.6
12	○	大阪星光学院（大阪）	**48**	176	20	1	50	4	64.2
13	○	四天王寺（大阪）	**46**	458	4	2	7		12.0
13		熊本（熊本）	**46**	393	12		17		19.1
15	○	洛星（京都）	**43**	209	16		48	2	50.2
15	○	白陵（兵庫）	**43**	188	15		23	4	41.0
17		旭丘（愛知）	**42**	311	26		48		37.3
18		仙台第二（宮城）	**41**	311	17		10		21.9
18		大分上野丘（大分）	**41**	317	17		6		20.2
20	○	桜蔭（東京）	**39**	228	66	6	4		45.2
21	○	駒場東邦（東京）	**38**	233	61	4	7	1	43.3
21		富山中部（富山）	**38**	278	16	2	4		20.1
23		岐阜（岐阜）	**37**	353	16	2	24		21.2
23	○	滝（愛知）	**37**	355	8	1	10		15.2
23	○	南山（愛知）	**37**	404	4	1	10	2	11.9
23	○	西大和学園（奈良）	**37**	336	42		34	2	33.0
27	○	北嶺（北海道）	**36**	123	9		1		37.4
27	◇	広島大附（広島）	**36**	201	8		14	2	27.9
27	○	広島学院（広島）	**36**	186	13	2	14	1	32.3
27		鶴丸（鹿児島）	**36**	315	9		7		16.5

◇＝国立、○＝私立、無印は公立を表す

出典：『週刊朝日』2019 年 4 月 26 日号

り、医学部進学熱は非常に高い。

２０１３年から、都内名門進学校の開成高校がホームページの進路コーナーで「海外大学」欄を設けて、米国アイビーリーグなどに進学したＯＢ数を報告するようになった。２０１８年までの報告では、実際の海外大進学者は10名以下だが、年々増加していることも事実である。

ＡＩ（人工知能）、ＩoＴ（モノのインターネット化）などに象徴されるような、国境を越えた情報化社会の到来は高校生でも肌身で感じられ、日本限定の資格よりも、世界で通用するスキルの修得を目指す若者が増えつつあるのだろう。

日本の国立大学には、東大・京大を筆頭に、今なお農学部が多数存在するが、情報工学などコンピューターサイエンス系は、工学部の下位に属する学科のままであり、社会のニーズに見合った改革がなされているとは言い難い。

これに比べ、インドは１９５０年代にＭＩＴ（マサチューセッツ工科大）を真似てＩＩＴ（インド工科大）を設立し、現在ではＩＩＴｓと呼ばれる20校以上の工科大を、インド全土に設立した。グーグルCEOのピチャイ氏、元ソフトバンク社副社長のアローラ氏など、「世界のITエンジニアの1割はインド人」と言われるほどIT人材を輩出し、同国の高い経済成長を支えている。

東京の男子高校生のトップ層が、その高い学力を、狭い日本国内での既得権層に入るための争いに費やすのではなく、日本の古臭い大学教育を見限って、GAFA（グーグル、アマゾン、フェイスブック、アップル）に代表されるようなグローバルなイノベーションに人生を賭ける流れが出てきているのは、実は喜ぶべきことなのかもしれない。

3-2 女子医大生時代——女医最大のモテ期——

天才型男子は追試、努力型女子は成績上位

医大入学の最大の目標は医師国家試験合格である以上、医大の授業は基本的にはそれに向けたものとなる。近年では4年次にCBT（Computer-Based Testing）／OSCE (Objective Structured Clinical Examination) という共通試験があるので、日本に存在する82医大のカリキュラムは、驚くほど似通っている。

ＣＢＴ／ＯＳＣＥは、医師免許の仮免許試験のようなものである。ＣＢＴはコンピューターによってプールされた過去問からランダムに出題される試験、ＯＳＣＥは模擬患者を使って問診や身体診察などを行う実技試験である。現在では、歯学・薬学・獣医学でも、４年次に同様の共通試験がある。

医学部と言えば大学入試としては理系かつ最高難度学部ではあるが、理系学科としては「生物・英語が得意」「数学的センスはイマイチだが代わりにひたすら暗記する」のような準理系の努力家タイプが集まりやすく、女子学生は特にその傾向が強い。よって、女性率を下げたい医大では、女子学生の得意な生物・英語を難しくしたり配点を下げて、男性の得意な数学・物理の配点を上げる……という伝統的なテクニックがある。

医学部の授業内容や医師国家試験は、「理屈はいいから、とにかくコレを暗記しろ」的な内容が多い。「嗅いで視る動く車の三の外、顔耳のどに迷う副舌（嗅神経、視神経、動眼神経……という12対の脳神経の暗記法）」のようなゴロ合わせが多数存在し、コツコツと覚えてゆくしかないのである。高校時代に数学オリンピックで入賞するなどの天才型男子生徒は追試の常連、努力型で出席率のよい女子学生は成績上位……というのが、どの医大でも共通する風景である。

多忙な医学生同士で恋愛デビュー

残念ながら女医は、男性医師ほど異性にモテない。しかしながら人生で唯一、「女＞男」でモテる期間が医学部時代である。

医学部は試験や実習も多いので、学業にスケジュールが拘束され、学部内サークルも多いので先輩後輩と出会うチャンスも多い。よって、長年の受験勉強から解放された女子医大生たちは、まずは医学部内で恋愛デビューする者が多い。医学生時代（おおむね18～25歳）とは生物学的にも女子力の極大期でもあり、医学部はまだまだ男性多数社会なので、贅沢を言わなければ女子医学生が医学部内で彼氏を見つけることは容易である。

中には女子力をフル活用して、「アッシー」「メッシー」「ノートくん」「ＩＴくん」と複数の男子学生を顎《あご》で使うような、スクールカーストの頂点に立つ女子医大生も出現する。

医学部の5～6年は、病院実習が学生生活の中心になる。病院はまだまだ男社会なので、おじさん指導医たちは若い女の子には概して甘く、そこでも女子医大生は有利である。

そして、「病院社会って、おじさんの話をフンフン聴いているだけで渡ってゆけるのね～楽勝！」的なカン違いをしてしまう女子医大生も、中には出現する。

もっとも、眼科・皮膚科あたりは近年では女の園になってしまったので、そういった科の実習では、女子力を封印する臨機応変さも、実は重要だったりするが……。

タレント男医はなぜ少ないのか

急増するミスコン医大生やタレント女医に比べ、ミスターコン医大生やタレント男医は少ない。有名美男子コンテストとしては、雑誌『ＪＵＮＯＮ』が１９８８年に始めた「ジュノン・スーパーボーイ・コンテスト」が老舗として知られており、グランプリ以外のユニークな特別賞でも知られている。たとえば、２００８年には東京国立博物館「国宝　阿修羅展」とのコラボで、阿修羅のような端正な顔立ちの青年が阿修羅賞に選ばれ、広報活動を行った。

その他「ミスターキャンパス」「海の王子」などのミスターコンの数は増加してはいるものの、ミスコンに匹敵するほどメジャーとは言い難い。

「ミスターコン出身のイケメン医大生」と言えば、ジュノンボーイのベスト30に入賞して、東大医学部在学中に司法試験に合格した河野玄斗《こうのげんと》氏などが挙げられる。しかし、クイズ番組出演や勉強法関係で著作がある程度で、タレント男医と呼べるかどうかは微妙である。その他、「ワイドショーやバラエティ番組にレギュラーコメンテーターとして出演」など本格的なタレント活動を行うイケメン男性医師は思いつかない。

2016年に「美しき医男子コンテスト」グランプリを受賞して、「医学生こーたのひよっ子クリニック」をWebメディアで連載する名古屋市立大の大学生、渡邉昂汰《わたなべこうた》氏が、「CTを撮りたがる医師」というタイトルの記事でベテラン医師を批判したところ、多くの中堅男性医師たちの反論でボコボコに叩かれてWeb炎上する事件があった。

確かに、机上の空論的な青臭い意見だったが、「若者が勢いで上から目線の発言したぐらい大目に見てあげたら……自分もそんな時代あったでしょ」とも、私は思ってしまった。そして、「この記事を書いたのがミスコン入賞医大生だったら、おっさん医師たちは、『そーだよね～、よく調べたね～』と、鼻の下を伸ばしていたんじゃ……」さらに「やっぱ、男子医大生にオヤジ医者は厳しい……特にイケメンには厳しい」とも、思ってしまったのだ。

男性はまず仕事で成功すべし、との圧力

男性の若さ美しさは、女性ほど尊ばれない。「外見は美しいが自分で稼げない若い男」の評価は日本では高くはなく、むしろ「チャラ男」扱いされがちである。日本語の「お嬢さん」は誉め言葉だが、「お坊ちゃん」は必ずしも誉め言葉ではない。秋篠宮眞子さまの交際相手の評価にも共通する現象かもしれない。

ゆえに、日本中が熱狂するイケメン医学生は、今のところ誕生していない。豪邸や外車や海外豪遊など、セレブ生活をSNS発信するようなブロガー男性医師も思いつかない。しいて言えば、美容外科の高須克弥《たかすかつや》氏ぐらいだが、アスリートへの出資など社会貢献活動もSNS発信している。

なお、高須克弥氏の三男の妻で美容皮膚科医の高須英津子氏は、雑誌『25ans（ヴァンサンカン）』の「エレ女医」（51ページ）メンバーとして、ブランドファッションやら別荘やら豪華パリ旅行などのセレブ生活を積極的にSNS発信している。

日本社会で男性医師が注目されるには、「まずは仕事で成功し、次いでメディア活動すべき」という無言の圧力が確実に存在する。ゆえに、「東大理Ⅲ＋司法試験合格」の結果をす

でに出している河野氏、美容外科医・病院経営者としてすでに成功している高須氏のような人材でないと、「メディアで引っ張りだこ」にはなりにくい。

若きイケメンよりも、外見イマイチでも本職で成功するか、あるいは「医者で流行作家」「医者で宇宙飛行士」のように、あくまでも仕事にフルコミットして結果を出すことこそが、男性医師が注目されリスペクトされる道なのである。

これが、生涯を通じて使命感をもって働く医師が、圧倒的に男性に多いことの根本原因なのかもしれない。

3-3 女医のヒヨコ（卒後1~2年目）——初期研修は婚活期間？——

成長を阻害する新研修医制度

女医の婚活を表す有名な格言に「女医3分の1の法則」がある。これは「女医のうち3分の1は生涯独身、3分の1は結婚するも離婚、3分の1は結婚生活を全うできる」を意味している。2012年の総務省調査によると、女性医師の生涯未婚率は35・9％であり、この法則の信憑《しんぴょうせい》性を裏付ける結果となった。ちなみに、同調査における男性医師の未婚率は

2・8％であり、医師とは全職業のうちで最も男女間格差の大きい職業であった。

2004年に始まった臨床研修医制度によって、医師国家試験に合格した新人医師は2年間、特定の科には属さずに「内科4か月↓精神科2か月↓小児科2か月……」式に多数の科で研修することが義務付けられている。

また、厚労省のガイドラインによって「本人の同意のない時間外研修は厳禁」「体調不良時は休んでも可（2年間で最大90日）」など、研修医の労働環境は保障されている（37ページ）。

厚労省のエラい人によると、この制度によって「幅広い臨床能力が身につく」そうだが、現場では「医大が8年制になっただけ」「2か月じゃ見学に毛の生えたことしかできない」と評判が悪い。

2004年以降、若手医師の成長は明らかに遅くなった。白い巨塔時代の研修医なら、「一日16時間×週6日、手取り月14万」のような待遇がザラだったのが、新研修医制度によって「週40時間勤務厳守、年収400万～500万」が普通な時代となった。

しかし、医師に限らず多くの専門職では、新人のスキル向上は、経験した仕事量に比例するので、労働時間が半分になれば成長スピードも半分になることが多い。

まだまだ女性では数少ない医大教官職経験者として言わせてもらえば、女医のトレーニングは「就職から第一子妊娠までの間（おおむね5〜10年程度）」に、多少のブラック批判を恐れず、とにかく叩き込むことがコツだと考えている。２０１５年調査の日本人女性平均初産年齢は30・7歳であり、20代の、体力や吸収力があって家庭のしがらみの少ない時期は、仕事にフルコミットすることが望ましい。中年期以降に、やりがいのある仕事と家庭の双方が欲しければ、「時短勤務でも雇いたい」と経営者に思われるレベルのスキルを、就職から妊娠までの黄金期に取得しておくべきなのである。

しかしながら、この黄金期を「新研修医制度という名の2年間のモラトリアム」に削られるのは非常にイタい。それでも、男性ならばアラサー以降に巻き返すことも可能だが、一人前になる前に妊娠・出産・育児モードに入った女医は、そのまま「ゆるふわ女医（79ページ）」に堕ちるケースが非常に多い。

新研修医制度開始と時を同じくして水面下の女性減点入試が始まった一因は、新研修医制度は大学病院への人材供給のみならず、女医の職業的成長を著しく阻害するので、「女医は使えない」と感じる医大管理職が増えたからでもある。

出会いの場としての初期研修期間

しかしながら、優れた医師になることには興味がなく、医師免許取得の次には医師・医師婚を狙う女医のヒヨコにとって、新研修医制度は人生最大の婚活チャンスである。

東京都心の有名大学病院だと、同期の研修医が50名以上と、島根県や宮崎県の県内総数を超える若手医師が在籍している。しかも、ほとんどが独身だし。2か月ごとに部署を変わるというシステムも、出会いを期待するには好都合である。9～17時勤務厳守の研修指定病院も増えているので、朝のヘアメイクもバッチリだし、アフターファイブのイベントも期待できる。

というわけで、「ゆるふわ女医」予備軍にとって、新研修医制度は「厚労省がセッティングする医師専用の出会い系パーティー」でもあるのだ。

しかし、女子医大生が医師免許を取得して病院に就職すると、たいてい恋愛環境は悪化する。病院という職場は、数の上では圧倒的に女性職員が多い。看護師・医局秘書のほとんどは女性だし、薬剤師・臨床心理士のような専門職も女性率が高い。

さらに、研修医を採用するような大病院の多くは看護学校が併設されており、毎年のように21～22歳のフレッシュな看護師が就職する。男女比が逆転するだけでなく、より若い女性がライバルとして恋愛市場に新規参入してくるからである。

研修医時代の女医は、先輩医師と新たに出会うケースもあるが、それ以上の頻度で「学生時代からの医師の彼氏を、若ナースに取られる」ケースが、院内のあちこちで出現する。多数のアッシー君を従えて医大スクールカーストの頂点で女王のようにふるまっていた女子医大生が、あっという間に取り巻きを失って茫然《ぼうぜん》自失……というのも、よく聞くエピソードである。

一方、男性医師にとっては研修医時代が人生最大のモテ期となり、その後も「医師モテ」が長く続く。学生時代の地味男が急にモテ始めて、みるみるうちに自信をつけ、「病棟ナース・オペ室ナース・医局秘書の3股」のように一気にハジけてしまうようなケースが後を絶たない。

年齢とともに逆転する男女のパワーバランス

また、インターネットの発達もあり、出会い系サイトを活用すれば、地方在住の男性医師でも客室乗務員などと出会うことが可能になった。こうしたサイトにおける男性プロフィールの〝医師〟は、最強のキラーコンテンツである。研修医の時間外勤務は制限されているので、商社マンや広告代理店男よりも合コンやデートを設定しやすいし。

一方、女医は医師だからといって、出会い系サイトでハイスペック男の申し込みが殺到することはない。インターネットによる格差拡大は、男女医師間の恋愛格差も拡大するようである。

2017年、NHKの医療バラエティ番組『総合診療医ドクターG』の「立ちくらみでふらつく」編が突然中止になり、前回の再放送に差し替えられた。原因は、出演を予定していた女性研修医が、放送3日前に逮捕されたからである。「○○は最低最悪の人間」という知人男性医師を中傷するビラを病院のトイレに貼ってまわり、「名誉棄損の疑い」とされたのだ。

予告編はすでに全国放送されていたので、女性の容姿はネットで拡散され、「けっこう美人」「モテそう」「頭もよさそう」「なのに、どうしてこんなバカなことを？」のようなコメントが氾濫した。

私も『総合診療医ドクターG』放送中止事件には驚いたが、「男性医師にフラれて逆上する女性研修医」そのものは、よくある話なので驚かなかった。「医大生→医師」の過程で、男女の恋愛パワーバランスは、しばしば逆転する。なまじ女子力が高く、強気にアッシー君を顎でこき使っていた女子医大生ほど、元アッシー男性医師に逆襲されやすい。そんな悲劇だったのかな……と推測している。

3-4　専攻医時代（卒後3〜8年目）
――女医が眼科と皮膚科を好み、内科から逃げるわけ――

マイナー科が人気、メジャー科は敬遠

2018年4月から新専門医制度が始まり、2年間の初期研修を済ませた若手医師は、内科・小児科・眼科など日本専門医機構が定める19の専攻のうち一つを選んで、専攻医として定められた研修プログラムに沿って3〜6年間の専門研修を行い、「眼科専門医」などの専

門医資格を取得できるようになった。

女医は、眼科・皮膚科・精神科など、俗に「マイナー科」と呼ばれる「軽症が多く、急変が少なく、ラクで定時帰宅しやすい」専攻を選ぶことが多い。一方で、外科などの俗に「メジャー科」と呼ばれる多忙科を選ぶ女医は少なく、女性減点入試を正当化する根拠として「女子医大生が増えると外科医のなり手がいなくなる」という根強い意見がある。

厚労省がどんなに制度を変更しても、女性にとっての高齢出産のリスクや、高齢での不妊リスクは変わらない。女医が「35歳までに2〜3人出産したい」と考えるならば、最初の出産は30歳前後にならざるを得ない。

ストレートで医大を卒業して初期研修を終えても、最短で26歳、ちょっと浪人など回り道をすると27〜28歳となる。それから専攻医としてトレーニングを開始して、専門医資格を取得して、第一子妊娠までに独り立ちできる科となれば、女医にマイナー科専攻医が増えるのは自然な流れなのかもしれない。

不人気科に転落した内科

新専門医制度で最も激変したのが内科だろう。従来は、「2年間の初期研修→1年間の一般内科研修→3年間（卒後4〜6年目）の循環器内科・消化器内科などの専門的研修→卒後6年目に専門医試験」とされていた。

2018年度からは、「2年間の初期研修→3年間、複数の病院で一般内科研修→3年間の専門的内科研修→卒後8年目に専門医試験」に変更になった（**資料10**）。

実質的に研修期間が延長された。「総合的な診察力を高める」という名目で中小病院出向が義務化され、2年分の研修期間延長となり、若手医師に敬遠されるようになった。専門医機構と関係省庁の調整が遅れ、直前まで研修カリキュラムが二転三転したことも、若手医師の不信感をつのらせた。その結果、この新制度で内科専攻医は約20％の減少になった。

かつて内科は、「とりあえず内科」「迷ったら内科」など「医者として最も普遍的な専攻」とされていた。NHKドラマの『いのち』『ええにょぼ』『梅ちゃん先生』など、女性内科医が主人公の人気ドラマは数多い。女医を含めて「放っておいても人が集まる無難な科」だったのが、この制度変更で一気に不人気科に転落した。

2018年度の内科専攻医数は、「高知県8人、宮崎県9人（東京都535人）」と、地方における内科医不足はさらに深刻である。

資料10　内科研修の変遷

<table>
<tr><th colspan="2">最短開始年齢（歳）</th><th>24</th><th>25</th><th>26</th><th>27</th><th>28</th><th>29</th><th>30</th><th>31</th><th>32</th></tr>
<tr><th colspan="2">卒後年次（年）</th><th>1</th><th>2</th><th>3</th><th>4</th><th>5</th><th>6</th><th>7</th><th>8</th><th>9</th></tr>
<tr><td rowspan="3">〜2003</td><td rowspan="3">卒業</td><td rowspan="3">内科</td><td colspan="5">（消化器）</td><td colspan="3" rowspan="3">専門医</td></tr>
<tr><td colspan="4">（血液）</td><td></td></tr>
<tr><td colspan="3">（神経）</td><td colspan="2"></td></tr>
<tr><td rowspan="3">2014〜17</td><td rowspan="3">卒業</td><td colspan="2" rowspan="3">初期研修</td><td rowspan="3">一般内科</td><td colspan="3">消化器内科</td><td colspan="3" rowspan="3">専門医</td></tr>
<tr><td colspan="3">血液内科</td></tr>
<tr><td colspan="3">神経内科</td></tr>
<tr><td rowspan="5">2018〜</td><td rowspan="5">卒業</td><td colspan="2" rowspan="5">初期研修</td><td rowspan="3">一般内科</td><td rowspan="3">中小病院</td><td rowspan="3">僻地など</td><td colspan="3">消化器内科</td><td rowspan="5">専門医</td></tr>
<tr><td colspan="3">血液内科</td></tr>
<tr><td colspan="3">神経内科</td></tr>
<tr><td colspan="4">眼科・皮膚科</td><td colspan="2"></td></tr>
<tr><td colspan="3">精神科</td><td colspan="3"></td></tr>
</table>

内科とは病院における幹のような存在で、この科の専攻医が減ることは、ボディブローのように病院機能……そして日本医療全体にダメージをもたらすだろう。

内科は特に女医に敬遠された。２００３年以前には24歳からスタートしていた「胃カメラ」「心臓カテーテル」などの専門的内科研修は、最速でも29歳スタートとなる。すでに体力や吸収力のピークを過ぎてから、本格的な職業トレーニングを始めることとなるので、「35歳までに複数回の出産」という多くの女性が望むライフプランとは、全くそぐわない専攻医カリキュラムになってしまったからである。

うっかり20代後半に妊娠した場合、その後に複数病院での勤務が義務化されているので、「妊娠中に長期入院」「保育園探しに失敗」などでキャリアが中断すると、最終的に専門医が取得できないリスクが大きい。また、「不人気科＝同期が少ない＝激務＝産育休や育児時短の取得が困難」でもあり、「不人気ゆえに、さらに希望者が減る」という負のスパイラルも発生した。

29歳で専門トレーニング開始、の現実離れ

20代の女の1年は貴重である。24歳と29歳の差は、男性が想像する以上に重い。たとえば、皇室において24歳で嫁いだ美智子妃や23歳で嫁いだ紀子妃が順調に皇室に溶け込んで公務をこなされているのに比べて、29歳で嫁いだ雅子妃は順調とは言い難い。昭和時代には「女の年はクリスマスケーキ」という諺《ことわざ》があって、24歳以前での結婚が口うるさく推奨されていた。現代ではポリティカル・コレクトネス的には公言がはばかられるが、生活環境の激変や職業トレーニング開始には、若ければ若いほどリスクが少ないのも事実である。

日本消化器病学会、日本循環器学会など内科系学会の理事のほとんどは、50～60代男性であり、ダイバーシティーをアピールできる程度に女性理事も在籍しているが、重要な決定権はなさそうである。実は日本専門医機構も、元宇宙飛行士の向井千秋先生が理事に在籍しているが、お飾り扱いっぽく、現実の意思決定に参加しているとは思えない。

そして、専門医機構と内科の各学会の熟年男性医師が「あれもこれも」と詰め込んだ挙句に研修期間をさらに2年間も引き延ばし、誰も「最短29歳で専門トレーニング開始なんて遅すぎるんじゃ……、特に女医にとって」とは考えなかったので、こういう現実離れした制度になってしまった。そして、若手医師にそっぽを向かれてしまったのだろう。

「最近の若い医者が外科系に行かないのは問題だ!」と、新専門医制度を作ったら、「若い医者が外科や内科に行かない」制度になってしまった。しかしながら、厚労省も専門医機構も、この制度を止めるつもりはないらしい。トホホである。

3-5 独立時代――三十路独身女医の三重苦――

女医の出会いは減り続ける

医学生時代から初期研修医時代にかけての出会いのボーナス期を逃し、独身のまま30代に突入した女医は、その後の婚活において厳しい闘いを強いられる。「専門医を取得し、仕事の責任は重くなる一方」「女子力は低下する一方」「同僚の男性医師は売れる一方」という三重苦に突入するからである。

また、18~20代前半の異性獲得能力を磨くべき時期に、男性多数社会というぬるま湯に属し、「教室で座っているだけで男が寄ってくる」的な環境にいたので、概して女医は恋愛スキルが低い。学生時代には歯牙にもかけなかったダサい系同期男性医師が、美人看護師や薬剤師や病院オーナー令嬢などと次々とゴールインしてゆく様を、茫然と見ているだけのことが多い。

院内での出会いに限界を感じても、「合コンや婚活パーティーなどの外部市場で積極的に出会いを求める」ということができない草食系のナイーブ女子も多い。また、意を決して婚活パーティーや、親があの手この手でセットアップしたお見合いにチャレンジしても、ちょっと邪険にされただけで「二度とイヤ！」と凹《へこ》んで、自分の殻に閉じこもってしまいがちでもある。

経済的には安定しているので、一般女性のような「将来が不安だから婚活に励む」という強い動機が発生しにくい。病院という職場では、似たような独身女医がゴロゴロいるので、肩身は狭くならないし。なんせ、「生涯独身率35・9％」の集団なので、独身女医の遊び仲間には事欠かない。小金を持っているし、教養レベルが高く、芸術やワインにも造詣が深い。近年では遠方の病院に転勤になっても、ＳＮＳで緩《ゆる》く繋がっていることが可能だし。

あるいは、医学生時代の過去の栄光が忘れられず、ムダにプライドが高いまま30代に突入するケースも多く、合コンやマッチングサイトでも「医者男か医者レベルのハイスペック男じゃないとイヤ」と男を門前払いしてしまい、ただでさえ少なくなった出会いを、さらに減らしてゆくケースも散見される。

女医率増加、および昭和時代の「男性医師・看護師婚タブー感」の消失に伴い、「女性が医学部に進学すれば、自然に医師妻になれる」時代は終わってしまった。しかし、「女医だったら夫は医者だよね」という社会的プレッシャーは、まだまだ残っている。

特に、「親も祖父も兄も医者」のような医師家系出身の女医は、幼少時から「医者にあらずば男にあらず」という教育（洗脳？）を施されていることが多く、親娘で「ウチの婿は医師じゃないと困るんです！」と固執したり、娘がサラリーマン彼氏を捕まえても親が反対して潰した挙句、シングルのまま年を重ねて……というケースも散見される。

２０１７年2月、「ニセ医者男が、女医2人から４０００万円だまし取った結婚詐欺」という残念なニュースが報道された。ニセ医者男の結婚詐欺は昔から存在するが、相手が女医というのは目新しい。女医ならばニセ医者なんて簡単に見抜けるだろうと思ってしまうが、被害者の29歳と33歳の女医たちも「女医だったら夫は医者だよね」プレッシャーに負けて、男を見る目が曇ってしまったのかもしれない。

三十路も後半、独身女医も悟りの境地に

30代も後半になると、指導医資格や医学博士号を取得し、職場では一人前の医師として頼りにされるようになる。年収も1000万を超えてくるので、マンションや高級外車を独力で購入するようになる。見合い話も途絶し、甥《おい》・姪《めい》も生まれたので親もそっちに夢中になるし、仕事も面白くなってきたし、「ムリに結婚しなくても、いいかぁ〜」的な悟りの境地に至る独身女医も多い。

あるいは、「医師夫をゲットして、自分はパート程度に働くだけ」という皮算用で、「ゆるふわ女医」コースを想定して、医師としては積極的にスキルを磨かないまま三十路に至った独身女医は、理想と現実のはざまでメンタルを病むケースも散見される。

中には、「女医が男性医師ほどモテないのは差別だ！」「日本の男性優位社会を糾弾する！」と、中年以降に妙な社会運動に走る女医も実在する。個人的には、「貴女も20代は美味しい思いをしたでしょ」「男女のモテ期がずれているだけ」「今の日本で男と女の人生は、トータルで見たらトントンぐらいにできているんじゃないの」と言いたくなってしまうのである。

2019年4月、東京大学の入学式での同大名誉教授の上野千鶴子氏による祝辞への反応は、賛否両論に分かれ、ネット上でも広く拡散された。東京医大の不正入試を糾弾し、「東大男子と他大学女子だけの、東大女子が入れないサークルがある」「東大の男子学生はモテるが、東大の女子学生はひかれる」とご立腹の様子だった。

しかし、モテには環境の男女比が大きく影響する。東大生の男女比は5：1であり、インカレサークル効果を除外しても、平均的に言えば、大学生時代の東大生は医大生同様に女子学生の方が男子よりもモテているように私は思う。

また、中年以降のモテは「社会的に成功した男性＞女性＞失敗した男性」にシフトしてゆくと考えられるが、東大卒業者は社会的に成功する確率が高いので、上野氏が日常的に接することの多い「中年以降の東大卒」に限ってみれば「男性が女性よりモテる」ように見える。たとえば、厚生労働省の「医師の働き方改革に関する検討会」の副座長を務めていた50代男性東大教授は、2018年に元日本テレビ女子アナウンサーと再婚して世間を騒がせたが、同世代の女性教授が、人気男優やスポーツ選手と結婚するような例は皆無である。しかし、それを「女性差別」のような大義を掲げて糾弾するのは、少し間違っているような気がするのだ。

女医や高学歴女性がお見合いで断られる常套句に「お仕事が立派過ぎ」「気が引ける」というのがあるが、これをもって「日本の男は幼稚すぎる」と怒るべきではない。本当のお断り理由は「写真より老けていた」「性格がキツすぎる」だったりするのだが、当たり障りのない断り理由として「立派過ぎる」をタテマエにすることが多い。そして、このカラクリに気付かない女性は、婚活で結果を出すことが困難なのだ。

3-6 不惑時代——アラフォー以降——

40代、女医の生きる道

私見だが、「男性は大器晩成ならば、女性は中器速成」と言える。学生時代に首席卒業で海外有名大学院へ留学するなど、アラサーでは活躍していた才媛女医も、妊娠・出産というイベントがなくても35歳頃から息切れし始め、40代以降には平凡な医師となるケースが多いように思う。

一方、男性医師は、学生時代は授業サボりまくりの問題児でも、40代以降も診療のレパートリーを増やして医師として成長し続けるようなタイプが多い。この辺りも、女性減点入試の一因であろう。

「天才も悪党も男が多い」との言葉があるが、医師も例外ではない。日本人のノーベル賞受賞者は全て男性だが、犯罪などで医師免許取消処分を受ける医師も圧倒的に男性が多い。

また「男性はチャレンジ志向、女性は安定志向」でもあり、40代以降、この傾向はさらに強くなる。起業家もギャンブル依存症も、圧倒的に男性に多い。「外科は激務なので女医に不人気」と巷では言われるが、手術とは典型的なハイリスク・ハイリターンな治療手段であり、仮に労働時間を法律で厳しく制限したとしても、外科専攻を選ぶ女医は少ないと思われる。

アラフォーとは、男性医師であれば、大学病院なら講師や准教授クラスのポストに就く年頃だが、女医で出世のヒエラルキーを上り続けるケースは、独身女医といえども多くはない。教授回診のように、多くの人を従えて歩くキャリアパスは、女性にとっては必ずしも魅力的ではないのだろう。むしろ、開業など自分の城を持つことで自己実現を目指すタイプが多いように感じる。

女性医師は語学堪能な人材が多いので、デキる女医は留学する確率が非常に高い。そして、留学先になじんで海外で本格就職して帰国しない確率も、男性医師に比べて明らかに多い。経済的には恵まれているので、海外旅行が趣味の女医も多い。日本国内ならば、アラフォー独身女医ともなれば、周囲からは「仕事と結婚したのね」と婚活リタイヤ扱いされることが多いが、海外では、日本人は若く見られることもあって恋愛のチャンスが多い。近年のSNSの発達も、国境を越えた恋愛を育むには便利だろう。というわけで、「仕事一筋だったアラフォー女医が、外国人と電撃入籍！」のようなゴシップを耳にすることも、近年では増えているような気がする。

あるいは、割り切って仕事をこなすようになり、趣味や友人関係を充実させてワークライフバランスを取るようになる。趣味の延長で、フリーカメラマン・外国人ピアニスト・若手プロゴルファーなど、一般女性なら結婚を躊躇するような不安定職のアウトレット系男性と結婚する女医も増えている。

アウトレット系男性との結婚が増加中

私見だが、子持ち女医の場合、彼女の勤労意欲は配偶者によって大きく差が出るような気がする。医師夫と結婚した女医は、概して働かない。特に20代で出産した群は、絶望的に戦力にならない。出産後は、ゆるふわ女医に堕ちるか、そのまま専業主婦になってしまう率が非常に高い。

それに比べ、非医師（一般サラリーマンなど）と結婚した女医は、よく働く。多くの場合、妻の方が高収入になるので、夫や義家族は医師妻のキャリアを支援することによって、世帯収入を安定させる強い動機が働くのだろう。

近年では、フリーランスや芸術家などアウトレット系男性と結婚する女医が増加中だが、こういうカップルでは女医が家計を主に担うので、積極的によく働く女医が多い。そして、最もよく働くのがバツイチなどシングルマザー女医だと思う。

近年、育児中女性の働き方としてもフリーランスが注目されており、ドラマ『ドクターX』の効果もあるのか、医療界でもフリーランス医師は増えている。

しかしながら、フリーランスを選ぶ女医は少なく、私のような子持ち女医フリーランスはさらに少ない。巷では「大手総合商社の一般職が、早慶上智などハイスペ女子就職に大人気（49ページ）」らしいが、医療界においても「大学病院や公立病院のような大病院で、産育休時短のような福利厚生をフル活用して、昼間のローリスク業務のみ担当」が大人気である。あるいは「ゆるふわ女医」として、医師夫をセーフティーネットに持って、「平日午前中のみ週2回」のようなパート勤務で効率よく稼ぐワークスタイルも、大人気である。フリーランスのように「一時的には高収入でも、明日の収入保障すらない」生き方は、スキルに自信のある男性医師には人気だが、概して安定志向の女医には不人気である。

3-7　女医の人生後半戦——女子力で闘えなくなってから——

中高年女医の行く末

2017年の日本人女性の平均寿命は87・2歳となり、過半数の女性が卒寿を生きる時代となった。女性にとって45歳とは、折り返し地点であると同時に、医学的に出産が期待できなくなり、子供の数が確定する年齢である。そして45歳とは、いわゆる「女子力」というプラスアルファが通用しなくなる限界年齢とも言える。

そもそも女子力とは、20～30代の妊娠・出産・子育て期の女性を、周囲が自然と助けたくなるように天が授けたパワーではないだろうか。妊娠適齢期の女性は外見も魅力的なので、集団の中で自然と庇護《ひご》されて、安心して次世代の生産作業に取り組むことができる。そんな仕掛けを、創造主は考えたのではないだろうか。

女医の活躍するテレビドラマが人気を集め、医大生の相次ぐミスコン入賞や、女子アナの医大入学など、世間はちょっとした女医ブームである。しかしながら、「女医」という日本語には「女子力のある女性医師」というニュアンスが含まれているように感じる。おおむね40代以降の、女子力の低減した「中高年女医」も実は存在し、その数も増加し続けているのだが、社会から注目されることは少ない。

元祖タレント女医で、30代は「理想の男は年収4000万！」とタカビーに宣言して物議を醸した西川史子先生も、アラフォーで結婚・離婚を経験してからは、外見も地味になり、めっきりテレビの出番が減ったように感じる。

「経験男性数800人」「Fカップのセクシー女医」「美容外科で年収5000万円」などの

過激な発言で注目されたタレント女医の脇坂英理子先生も、２０１６年に診療報酬詐欺で逮捕されてからマスコミの表舞台には出てこなくなった。また、逮捕時には37歳だったが、メディアでのフルメイク姿と逮捕時の地味なすっぴん姿の落差に「こっちの方が詐欺だ！」の声も多かった。

精神科医の香山リカ先生も、30代にはメディアでも才色兼備な文化人扱いだったが、その後に他人を精神病呼ばわりしたり、政治活動にのめりこんだり、著作で無断転載騒ぎを起こすなど、年齢を重ねるごとに迷走し、２０１８年には妨害予告電話により講演会が中止されるなどの被害にも遭うなど、残念な印象の熟年女医となってしまった。

一世を風靡したタレント女医が、上手に年を重ねることは、難しいように思う。結局のところ、タレント女医というビジネスが女子力を売る仕事である以上、女子アナ同様、年齢と商品価値が反比例しがちである。しかも、日本の女医数は増加の一途だし、ミスコン入賞女医も増える一方なので、若きライバルは増える一方であり、タレント女医の生存競争は今後より厳しくなることが予想される。

そして日本社会は、男性にはベテランの安定感を求めても、女性にはフレッシュな若さを求める傾向が強い。NHKニュースキャスターのラインナップなどは典型的である。ミスコン入賞女子医学生は、仕事上で実績がゼロでもチヤホヤされる一方、タレント女医が中高年以降もキラキラと輝き続けることは難しい。花の命は短いからこそ価値があるのだろう。

しかし女の人生は、女子力で勝負できなくなってからの方が実は長いのだ。アラブの格言に「嘘で昼飯は食べられるが、夕飯にはありつけない」というものがあるが、職場における女子力もそういうパワーなのかもしれない。

側室系女性の寵愛と衰退

ある医大に、「オヤジを転がすのが天才的に上手い」と評判の女医が在籍していた。彼女のテクニックの一つに「常に葉書を持ち歩いて、名刺を貰ったらお礼状をすかさず書く」というのがあった。確かに、花模様の入った女らしい葉書に美文字のお礼状は、習字教科書の手本のようだった。

こういう小技は、病院で決定権を握る高齢男性医師のハートを掴むのだろう。女性活躍推進の追い風に乗って、みるみるうちに出世して准教授になったが、彼女の研究業績は、同職男性の水準には全く達していなかった。また、彼女のお礼状は、産育休時短を許可した管理職には書かれても、実際に当直を代行した同僚や後輩に届くことはなかった。

時は流れ、彼女を寵愛した高齢医師は定年で次々と病院を去り、後任として同世代の中年男性医師や独身女医が指導的ポジションに就いた。彼女は同僚に葉書を書いたが、40代男性にとっては40代女医の美文字葉書よりも、20代ナースの「先生が来てくれないとさびしいよ～（^_^）」メールに心が躍るものだし、同性には効果が薄い。

また、産育休時短のサポートをしても葉書すらもらえなかった元同僚は、その後に彼女を助けることはなかった。

やがて彼女は大学病院を辞めた。ネット検索によると、元准教授にはそぐわないマイナーな病院で、細々とパート勤務を続けているらしい。風の噂では、現在の不遇を「同僚の陰謀だ！」「女性差別だ！」と騒ぐので、夫婦仲も冷え切って、夫から離婚調停を申し立てられたらしい。


日本の医療界で主に人事権を握っている60代男性は、ほぼ男子校だった時代の医大や職場で育っているので、女性への免疫に乏しく、若い女性のオヤジ転がしに引っかかる管理職は、それなりに実在する。近年の女性活躍推進ムードで「管理職には一人ぐらい女性を入れておくべき」という話になった時、しばしば実力派女医よりも管理職トップに寵愛されるオヤジ転がしの上手な「側室系」とでも言うような女性が抜擢されやすい。

２０１４年のＳＴＡＰ騒動が典型例だろう。東京医大騒動で２０１８年に学長に抜擢された林由起子先生も、就任早々に『週刊文春』で、教授時代の「私にはね、学長（不正入試発覚当時の臼井理事長）が付いているのよ！」発言が報道されるなど、側室系っぽい雰囲気が漂う。

しかしながら、ポストに見合った実力のない人材の抜擢は、結局のところ長続きしないのだ。「実力のない人材の厚遇」は「実力のある人材の冷遇」でもあり、後者の反感や辞職を招いて組織を弱体化させる。そして、側室系女性の活躍は、寵愛してくれたオヤジの引退と共に終わることが多い。

女子力はスキルに換えよ

「子育てが終わった女医の再就職」「リカレント教育（学び直し）」なども、近年さかんに言われるが、日本の医学界の指導者の多くは男性であり、体力も吸収力も衰えて外見もくたびれた中年女医を、親身になって教育してくれる指導医は少ない。

かつて自分をチヤホヤしてくれたオヤジ上司は、すでに退職しているか、後輩女医をチヤホヤしているかのどちらかだ。同期男性やフルタイム勤務を続けた女医とのスキル差は大きい。通り一遍の努力で追いつくことは困難だし、そもそも追いつけるだけの強い意志の持ち主ならばフルタイム勤務を続けているし。

女医数は増える一方なので、「東京都内で予防接種外来、午前中のみパート」のようなママ女医に人気のローリスク職は、単価が下がる一方である。また、医療も客商売なので、病院経営者は、スキルが同レベルならば見栄えの良い若い女医を雇いたがる。あるいは同じ中年女医ならば、労働時間に融通が利く独身女医が喜ばれる。身も蓋もない話だが事実である。

というわけで、夫が医師など経済的に困らない女医の場合、「出産→子育てしつつパート→そのまま早期引退して専業主婦」というパターンが非常に多い。

あるいは、夫や実家が開業医の場合、書類上のみ勤務していることにして「医師免許は節税手段」と言い切るペーパー女医も存在し……こういう中高年女医を目の当たりにすると、「女性減点入試は必要悪」と言い切った東京医大関係者の本音も理解できる気がする。

男の成功とは、昔も今もシンプルに「仕事で大成功」することであり、仕事に成功すれば結婚や子供は自然に付いてくることが多い。そして女の成功とは、昔は「成功した男の妻＋子供」を得ることだった。現代の日本では、「成功した男の妻＋世間体のよい仕事でプチ成功＋子供」が尊ばれる傾向にあり、その有力コースとして、女子医大生や女医が注目されている。

しかしながら、東京医大騒動の結果、医大女性率は約40％となり、「女医ならば、自然に医師妻になれる」時代は終わろうとしている。女医が普遍的な存在となれば「女医ならではの細やかな心配り」のプレミア感も薄くなるだろう。女性管理職は若い女性に甘くないので、女子力で上司を転がすことも困難だ。眼科や皮膚科ではすでにそうなりつつあるし、今後は他科でも女性管理職が増えるだろう。

女医が、いや女性専門職が、中年期以降も幸せな職業生活を送るには、やはり若いうちは職業にフルコミットしてスキルを磨き、独り立ちできるレベルになってからワークライフバランスを考えるのが王道である。女子力でオヤジを転がして一時的には美味しい思いをしても、女子力がいずれ失われるパワーである以上は、どこかでしっぺ返しをされやすい。

一方、宇宙飛行士の向井千秋先生のように、女性であることをアピールせず、医師・科学者としてのスキルや経験で勝負してきたタイプの女医は、人生の後半戦において「お局《つぼね》」として邪険にされることはない。向井先生は、還暦を過ぎた今でも東京理科大学の副学長など要職に就き、周囲からの信頼も厚そうだ。

職場に女子力を持ち込むならば、それは出世など同僚を出し抜くためではなく、スキル修得のために使うことをお勧めしたい。「英語論文の書き方」「内視鏡手術」などのスキルを、女医が無料でオヤジ系指導医から親身に教えてもらえるのも、20代の僅《わず》かな期間だけである。女医が出産後もやりがいのあるキャリアパスを求めるためには、この僅かな期間に一気に成長の階段を駆け登っておくことが望ましい。

貴重な若さや女子力は目先の休暇や小金のためではなく、スキルや信頼関係のような、年を重ねてもすり減らない資産の修得のために使うべき……と、50代になった現在の私は確信している。

第４章　女医の使い方

4-1　新研修医制度と新専門医制度——迷走する新制度——

新研修医制度とともに深刻化した医師偏在

2004年に始まった新研修医制度は、正式には「新医師臨床研修制度」という。これまでにも何度か触れたように、臨床に携わる医師は、医師国家試験合格後には特定の科には属さず、「内科4か月→外科2か月→精神科1か月→地域医療1か月……」のような多科にわたる初期研修が、医師法で必須化されている。

それ以前の「白い巨塔」時代には、新人医師は医師免許取得後すぐに科を選んで、「第一外科」「耳鼻科」などの大学医局に属して、専攻科で働き始めたので、「病気は診るが、人は診ない」などと批判されていた。

当時の若手医師は、「大学病院からの本給が月14万、一日16時間、週6日勤務」みたいな待遇がザラだったので、生活のためには激務の間に他病院バイトをこなさざるを得ず、研修医の過労死も問題視されていた。

若手医師の人事権は派遣元医局の教授が握っており、たとえば県立病院の人事では、院長や都道府県衛生局の意向よりも、医師派遣元の教授の意見が優先されることが普通であり、医者を採用したい病院は教授に頭を下げて派遣を依頼するのが常識だった。

これらの問題を解決し、「総合的な診療能力を修得」「アルバイトなしでも自活可能」「医師としての人格を涵養《かんよう》」するために、新研修医制度が発足した。「強すぎる医大教授の人事権を削り、厚労省や都道府県が医師配置の権限を持つため」とも噂された。

その結果は、すでに第1章で述べたとおりである。大学医局は弱体化し、かつて教授に頭を下げて医師を派遣してもらった地方の病院は、教授に頼んでも大学病院に派遣できる医者がいなくなったので、深刻な医師不足に苦しむようになった。研修医の労働時間は厳守されるようになったので研修医の過労死は少なくなったが、その上の30〜40代医師の過労死が相次いだ。都市部の一般病院が大人気で、研修医は2年間の自由なモラトリアム生活を満喫した後に専攻科を決めるので、白い巨塔時代には花形と呼ばれた心臓外科や脳外科のような多忙科は不人気科に転落し、「ラクで開業しやすい」と眼科や皮膚科が大人気となった。

「2年間かけて総合的な診療能力」を修得しているはずの眼科医や皮膚科医は、相変わらず「専門外」と言って熱や腹痛を診ようとはせず、全科当直をしたがらない。「医師としての人格を涵養」というよりも、「各科2か月程度の9〜17時研修で、小児も妊婦も精神病も全部診ろ」という制度設計に無理があったのだ。

たとえば、インフルエンザの対応ならば、ふつうの医者ならば半日もあればマスターできるので、インフルエンザ科という専攻科は存在しない。しかし、数か月程度の研修では小児救急や妊婦に対応できないからこそ、小児科や産婦人科という専攻科が存在するのだ。

2004年の新研修医制度導入をきっかけに大学医局は弱体化し、医師不足および医師偏在、特に地方や多忙科の医師不足は年々深刻化していった。

狙いとは逆の結果となった新専門医制度

2014年、「専門医の育成と認定を扱う第三者機関」として、日本専門医機構が発足した。「いろんな学会が勝手に設立した100以上の専門医制度が乱立しているのは問題」なので、「専門医の質の向上」を目的とし、「国民に分かりやすい専門医制度」「プロフェッショナル・オートノミー（専門職業の自律）」「医師偏在に配慮」と謳われた。また「専攻希望者が集中した地域はシーリング（採用数上限）調整を行う」とも発表された。医大関係者には「大学医局復権を狙い、医師偏在を是正する」とも説明された。

また、この制度改革の目玉として総合診療専門医が新設された。「病気ではなく患者を診て、複数の科にわたる病気を総合的に解決できる」とされて、「全医師の３～４割が担う」と期待された。そして、眼科や麻酔科の専門医プログラムは日本眼科学会や日本麻酔科学会など各々の学会が設定したが、総合診療専門医プログラムは専門医機構の直轄となった。

２０１８年４月、新専門医制度が始まった。２年間の初期研修を終えた若手医師は、専門医機構の定めた19専攻のうち一つを選んで登録し、眼科医や外科医としての研修を開始した。全登録者８３９４人のうち、１８２５人（21・７％）が東京都に集まった。また、東京都は初期研修の１３５０人から４７５人増となり、一極集中が一気に加速された。実に、医大４つ分のマンパワーが東京に吸収されたのだ。「大学医局復権」は大都市圏の有力医局については部分的に達成されたが、地方医大の弱体化はさらに進行した（**資料11**、２０１８年３月15日までの集計結果）。

専攻期間が卒後８年間と実質的延長になり（116ページ）負担増となった内科はマイナス21％と激減し、外科もマイナス６％と不人気を加速させた（厚労省の医師・歯科医師・薬剤師調査との比較）。専攻期間が短く（３～４年間）早く独り立ちできる眼科、皮膚科、精神科

数字と異なる場合があります）

泌尿器科	脳神経外科	放射線科	麻酔科	病理	臨床検査	救急科	形成外科	リハビリテーション科	総合診療	総計
11	12	13	22	6	0	9	4	3	13	296
2	0	1	3	2	0	3	0	0	3	61
5	4	1	4	0	0	2	1	0	0	62
3	9	3	4	1	0	5	2	1	1	158
6	3	2	3	0	0	0	0	0	0	61
1	0	0	2	0	0	1	0	0	0	55
0	7	4	10	0	0	3	2	0	1	85
4	1	3	10	1	0	6	0	1	6	129
4	2	3	7	3	0	3	5	1	1	120
4	2	6	6	0	0	6	0	3	4	79
4	7	4	11	4	0	12	4	1	9	228
11	7	4	7	3	1	17	5	5	7	268
51	43	51	105	25	3	58	53	21	13	1,811
15	11	15	28	4	1	24	9	4	6	496
2	0	3	7	1	0	2	1	1	3	100
1	1	0	7	2	1	2	0	0	2	54
5	2	6	4	1	0	2	4	1	1	110
0	1	2	2	2	0	4	0	0	0	39
2	0	1	5	0	0	2	0	0	0	37
4	2	3	4	4	0	6	4	0	7	112
2	5	4	5	1	0	3	0	1	3	98
2	3	3	4	1	0	1	3	2	2	115
10	12	15	29	8	0	6	5	4	11	450
4	5	6	7	1	0	1	0	0	3	104
5	0	3	5	4	0	3	0	0	6	89
19	10	9	19	7	0	7	8	2	3	283
18	15	23	35	7	0	12	18	4	7	647
11	4	5	27	3	0	14	10	5	6	342
2	4	5	4	2	0	4	3	0	8	104
2	1	6	1	0	0	2	2	3	0	72
2	0	1	3	0	0	1	0	0	0	45
2	1	3	2	1	0	0	0	0	0	37
11	14	9	21	2	0	5	4	2	4	216
11	3	3	9	4	0	4	1	2	4	148
3	0	0	4	0	0	1	0	0	2	46
2	2	4	6	0	0	4	3	2	3	60
0	2	2	5	1	0	2	0	0	1	48
4	2	5	6	0	0	1	0	0	5	86
2	3	1	3	1	0	3	1	0	5	50
11	16	15	24	7	0	10	3	4	8	446
2	1	2	5	0	0	1	2	1	0	59
3	1	5	6	1	0	2	4	0	2	83
2	5	3	4	1	0	2	0	0	8	102
2	1	2	1	1	0	0	0	0	2	64
1	0	1	3	0	0	4	0	0	1	37
3	0	1	3	0	0	2	0	2	7	95
0	0	2	6	2	0	4	1	2	6	107
105	97	119	221	51	4	110	88	37	45	3,850
166	127	144	277	63	2	156	74	41	139	4,544
271	224	263	498	114	6	266	162	78	184	8,394

資料11　2018年度 都道府県別専攻医数（2018年3月15日時点の数。本文中の

	内科	小児科	皮膚科	精神科	外科	整形外科	産婦人科	眼科	耳鼻咽喉科
1 北海道	90	20	3	11	34	18	9	10	8
2 青森県	18	4	2	4	6	4	3	0	6
3 岩手県	21	1	1	2	8	7	1	2	2
4 宮城県	51	13	6	3	20	8	8	10	10
5 秋田県	16	5	4	3	10	3	3	2	1
6 山形県	21	1	0	7	5	7	4	2	4
7 福島県	21	7	2	4	11	7	3	2	1
8 茨城県	41	10	5	4	11	9	9	3	5
9 栃木県	35	11	2	9	15	6	6	6	1
10 群馬県	25	4	1	7	1	1	4	2	3
11 埼玉県	70	19	5	19	17	3	15	13	11
12 千葉県	85	20	5	19	26	21	6	15	4
13 東京都	536	130	89	98	177	116	104	77	61
14 神奈川県	178	24	16	25	42	32	28	19	15
15 新潟県	44	4	2	3	8	6	7	1	5
16 富山県	19	1	1	2	6	2	4	2	1
17 石川県	39	4	1	9	6	8	8	6	3
18 福井県	13	3	2	2	2	1	1	2	2
19 山梨県	19	1	1	2	1	0	3	0	0
20 長野県	35	5	2	6	14	10	5	0	1
21 岐阜県	30	12	1	3	16	5	3	1	3
22 静岡県	44	8	6	8	7	6	5	4	6
23 愛知県	133	30	22	19	51	35	29	17	14
24 三重県	40	5	2	4	7	4	5	7	3
25 滋賀県	28	7	2	4	9	3	4	2	4
26 京都府	85	8	14	13	23	17	10	19	10
27 大阪府	217	46	25	30	71	35	34	30	20
28 兵庫県	113	32	13	9	30	29	14	10	7
29 奈良県	32	6	3	9	3	5	6	1	7
30 和歌山県	23	4	3	2	6	9	4	4	0
31 鳥取県	15	7	0	3	7	1	1	1	3
32 島根県	12	2	1	1	3	5	3	1	0
33 岡山県	66	7	7	11	25	9	11	6	2
34 広島県	47	6	3	5	18	8	10	6	4
35 山口県	14	4	3	0	4	5	2	3	1
36 徳島県	19	0	0	3	5	3	1	0	3
37 香川県	13	3	0	0	4	8	2	2	3
38 愛媛県	22	5	1	9	5	6	7	4	4
39 高知県	8	2	2	6	1	5	3	3	1
40 福岡県	157	29	11	25	39	41	26	10	10
41 佐賀県	19	0	0	8	4	3	5	4	2
42 長崎県	34	9	0	1	6	6	2	0	1
43 熊本県	28	9	1	3	12	8	5	6	5
44 大分県	25	7	1	5	8	2	2	4	1
45 宮崎県	9	3	2	2	3	5	1	2	0
46 鹿児島県	30	8	0	1	11	12	10	4	1
47 沖縄県	31	16	2	7	9	6	6	2	5
5都府県計	1,221	259	163	197	380	259	221	153	120
5都府県以外計	1,450	303	112	233	427	291	221	174	144
総計	2,671	562	275	430	807	550	442	327	264

はさらに大人気となった。特に眼科は「都市部に過度の集中があった」として、日本専門医機構によるシーリング調整の対象となり、東京・名古屋・福岡の眼科希望者は「辞退と他県への移動」を強く要請された。しかしながら、のちの内部情報流出騒動（後述）では、専門医機構の幹部と懇意にしている愛知県の特定病院のみ、採用数上限がコソッと増えていた事実が発覚している。

総合診療専門医は「3～4割」の皮算用とは裏腹に184人（2・2％）と不人気で、さらに9県ではゼロだった。制度初年度でロールモデルとなるような先輩がいない上に、僻地での研修義務が後から追加され、直前までプログラム内容が二転三転したために敬遠されたのだ。

しかしながら、2018年3月、日本専門医機構は記者会見を開き、「東京に集中は見られない」「東京都の専攻医は2年目以降に他県に移動するので問題ない」「地域医療に影響はない」と言い切った。

続く混乱と迷走

同年4月、臨床研修研究会のシンポジウムは紛糾した。登壇予定だった専門医機構の理事長は現れず、２人の副理事長も現れず、〝事務局長代行〟が代わりに講演し謝罪したからである。

２０１８年5月頃から、日本専門医機構の内部文書が流出し始めた。匿名の告発状とともに議事録や音声データなどが、多数の有識者に送付された。専門医機構の幹部が特定の病院のみ定員上限を甘くした証拠も流出した。理事長は公式な説明もしないまま、任期満了で退任し、７月には新理事長が選ばれた。

そして11月、専門医機構のホームページに「事務局長募集」という求人情報が掲載された（**資料12**）。「えっ、事務局長って空席だったの！　そういえば表に出てくるのはいつも『事務局長代行』だったなあ」と、今さらながら私を含む多くの医師はびっくりした。

２０１８年12月、新専門医制度2年目の専攻医の一次登録結果が発表された。２年目も、会議に次ぐ会議、変更に次ぐ変更で、大幅にスケジュールが遅れて混乱した。

子持ち女医として言わせてもらえれば、12月に研修先病院を指定されても、認可保育園の申し込みは終わったようなものである。でも「出産・育児などに配慮」をホームページで謳う専門医機構は、全く気にしていないようだ。

資料12　専門医機構のＨＰに掲載された求人情報

日本専門医機構 職員募集について

事務局長（候補者）１名

応募資格
年齢：50 歳から 60 歳くらいまでの方
※入職後、原則として３カ月間は試用期間となります。
※給与は、本機構の諸規定等により、年齢および社会経験等を考慮して決定いたします。

正職員　若干名

応募資格
年齢：35 歳くらいまでの方
業務：一般事務（メール・電話対応を含む）
※入職後、原則として３カ月間は試用期間となります。
※給与は、本機構の諸規定等により、年齢および社会経験等を考慮して決定いたします。

◎応募について　※ 11 月 15 日（木）郵送必着
1.①履歴書、②職務経歴書を下記宛に送付してください。
2.書類選考後、面接などの連絡いたします。
※応募書類につきましては、返却いたしませんので予めご了承ください。

◎送付先
一般社団法人 日本専門医機構 事務局
採用係 [redacted]（[redacted]）
〒100-0005 東京都千代田区丸の内３丁目５番１号
東京国際フォーム [redacted]
電話 03-[redacted]

第二期では「医師偏在を助長している」との批判を受けて「東京・神奈川・愛知・大阪・福岡における14専攻のシーリング（定員上限）を昨年より5％削減する」と発表された。具体的には5都府県の専攻医募集病院では外科・産婦人科を除くほとんどの科で、「A大学皮膚科は5名まで」「B病院精神科は3名まで」のようなシーリングを専門医機構より一方的に通達され、それを遵守することが強く求められた。中国政府は国民を都市戸籍と農村戸籍に分けて、農村から都市への移動を厳しく制限しているが、それを目指しているかのような制度である。

「裏入局」という言葉が、東京都内の大学病院で囁かれるようになった。定員を超えた専攻医を、千葉・埼玉などの隣県の関連病院に所属させて、2年目以降に都内に移動させるのだ。これで事実上、シーリングはチャラにできる。専門医機構も、（書類上の）東京集中は緩和されるので、関連する行政機関からの批判をかわすことができる。「上有政策下有対策（上に政策あれば下に対策あり）」という中国の諺を地でゆく話である。

眼科を叩いても、外科が増えるわけではない

専攻科別の増減を見ると、一次登録では、形成外科（前年度採用者数プラス21％）や皮膚

科（プラス15％）の人気、放射線科（マイナス16％）や総合診療専門医（マイナス14％）の不人気が目立った。

東京都でも医師不足が厳しかったのでシーリング調整が免除された外科（マイナス2％）と産婦人科（マイナス5％）だが、減少に歯止めはかからなかった。

また、制度開始前には「全医師の3～4割」と期待された総合診療専門医は、さらに減少して1・9％しか希望せず、制度の存続が危ぶまれている。

かつて英国のサッチャー首相が言ったように、金持ちを貧乏人にしたところで、貧乏人が金持ちになるわけではない。「東京都の眼科が大人気だからといって、それを叩けば地方や外科に医者が廻るわけではない」のである。2000年代のいざなみ景気で、実業家のホリエモンや村上ファンドを叩いても一般庶民にカネが廻ったわけではなく、むしろ株価や景気の低迷を招いて好景気が終わり、貧乏人はさらに貧しくなったようなものである。

新専門医制度とは「専門医の質の向上」を目的とした「国民に分かりやすい専門医制度」のはずだった。しかしながら、医師が専門医機構のホームページを熟読してもよく分からないし、「偏在の是正」を口実に自分のテリトリーに医者を増やしたい者たちの争いは続いている。迷走を続ける新専門医制度だが、残念ながら凍結や廃止の兆しはない。

4-2 麻酔科学会の迷走――フリーランスは撲滅できるのか――

増加率トップ、人気の麻酔科

病院業界では、麻放病《まほうびょう》という俗語がある。麻酔科、放射線科、病理科という、直接に患者を受け持たない3専攻科の総称である。専門性が高いがロジスティクス的で地味な下請け仕事であり、患者に感謝されることはないし、合コンで名乗っても、外科医や産婦人科医ほど盛り上がらない。

2018年、新専門医制度の第1期生は、内科外科のようなメジャー科が敬遠されて、眼科皮膚科のようなマイナー科が大人気であった。麻放病は、麻酔科が大人気だったが、放射線科と病理科は話題にならなかった。

麻酔科は、手術単位や一日単位で仕事が完結するので「週3日勤務」のように多様な働き方が可能なため、ワークライフバランス重視の女医のみならず、イマドキの男性医師にも人気があった。また、ドラマ『ドクターX』ですっかり有名になったフリーランスというワークスタイルも可能なので、「フリーランスで億《おく》り人《びと》（＝年収1億円）」というキャッチコピーも一部の男性医師には訴求力があった。

一方、放射線科や病理科も、麻酔科と同様にフリーランスで働くことは可能だが、それ以上に「将来はＡＩ（人工知能）に仕事を奪われる」という懸念があって、麻酔科ほどの人気を集めなかったのだ。

厚労省の医師・歯科医師・薬剤師調査による診療科別医師数では、１９９４年以降一貫して医師数は増加し続けて、22年間で１・38倍になったが、なかでも麻酔科は、１・96倍に増えた。近年のフリーランス流行の追い風もあって、全専攻科の中で増加率トップの勝ち組専攻科とされていた（**資料13**）。

もっとも、日本麻酔科学会の上層部は、フリーランス麻酔科医を苦々しく思っていることは事実である。２０１８年3月発行の学会ニュースレターでは、学会理事長による「フリーランス問題」という不快感丸出しの記述がある。

資料13　診療科別医師数の推移（平成6年を1.0とした場合）

- 多くの診療科で医師は増加傾向にある。
- 減少傾向にあった産婦人科・外科においても、増加傾向に転じている。

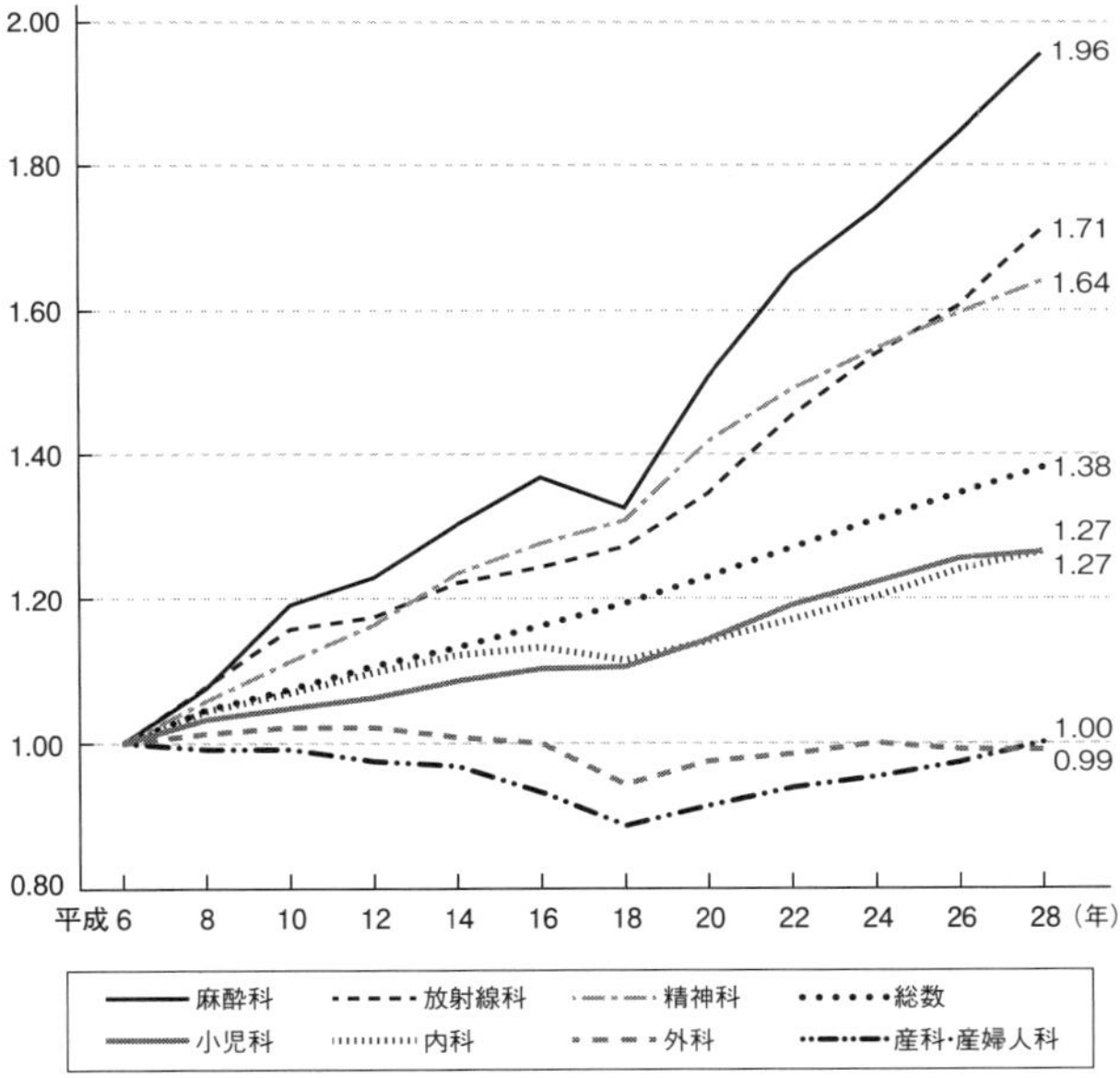

※内科……（平成８～18年）内科、呼吸器科、循環器科、消化器科（胃腸科）、神経内科、アレルギー科、リウマチ科、心療内科
（平成20～28年）内科、呼吸器、循環器、消化器、腎臓、糖尿病、血液、感染症、アレルギー、リウマチ、心療内科、神経内科

※外科……（平成６～18年）外科、呼吸器外科、心臓血管外科、気管食道科、こう門科、小児外科
（平成20～28年）外科、呼吸器外科、心臓血管外科、乳腺外科、気管食道外科、消化器外科、肛門外科、小児外科

※平成18年調査から「研修医」という項目が新設された

出典：平成28年 医師・歯科医師・薬剤師調査（医道審議会 医師分科会 医師専門研修部会 平成30年度第１回資料を元に作成）

「麻酔フリーター潰し」と、応募者減による迷走

２０１８年7月、日本麻酔科学会は突如、麻酔科専門医の条件として「単一施設で週３日以上勤務」を追加することを発表した。「総合的な患者管理で社会的な役割を果たす」と、公式ホームページでは説明されたが、「学会による事実上のフリーランス潰し」という憶測がＳＮＳにあふれた。

同年9月、日本麻酔科学会関東甲信越支部集会の講演で、麻酔科学会理事長は「麻酔フリーター」問題として麻酔科専門医の条件追加について説明した。

さらに、「フリーターに対して、病院団体、外科学会、厚労省、国会議員からの批判が多数寄せられている」と述べ、「麻酔科学会ホームページ上に非常勤麻酔科医に関する情報提供窓口を設定予定」と発表した（**資料14、**著者撮影）。

同年11月、理事長講演のとおり、日本麻酔科学会による「麻酔フリーター」調査が始まった。ＳＮＳでは「麻酔フリーター狩り」とも呼ばれた。

ハガキ送付という昭和的なアナログ手法を採用しており、さらには回答コードの番号から

資料14　学会講演会で発表された「麻酔フリーター」対策

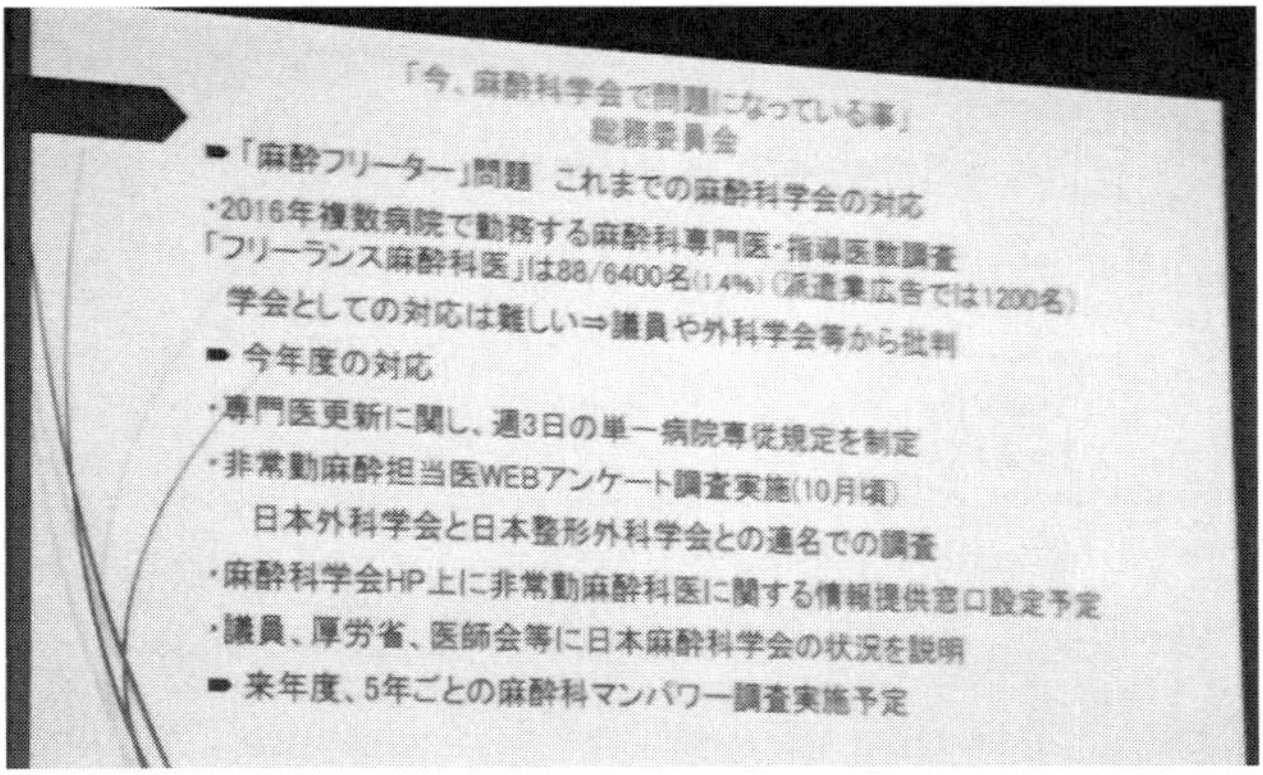
「今、麻酔科学会で問題になっている事」
総務委員会
「麻酔フリーター」問題　これまでの麻酔科学会の対応
・2016年複数病院で勤務する麻酔科専門医・指導医数調査
「フリーランス麻酔科医」は88/6400名(1.4%)(派遣業広告では1200名)
学会としての対応は難しい⇒議員や外科学会等から批判
今年度の対応
・専門医更新に関し、週3日の単一病院専従規定を制定
・非常勤麻酔担当医WEBアンケート調査実施(10月頃)
日本外科学会と日本整形外科学会との連名での調査
・麻酔科学会HP上に非常勤麻酔科医に関する情報提供窓口設定予定
・議員、厚労省、医師会等に日本麻酔科学会の状況を説明
来年度、5年ごとの麻酔科マンパワー調査実施予定

回答者の病院が推定できるという匿名性に問題のあるシロモノだったので、十分な回答が集まらなかったらしい。

締め切りは延長されて、回答を催促するハガキが再郵送されていた。

11月20日、日本麻酔科学会の公式ホームページ上に、専門医について「従事する施設は複数にわたることができます」という、事実上のフリーランス容認とも受け取れる文章が、ひっそりと掲載された（**資料15**）。翌日の11月21日は、専攻医登録の締め切り日であった。

そして、12月17日、ホームページ上の「フリーランス容認」文章は再び消滅した。続いて12月27日には、「誤解を招く表現がありま

資料15　麻酔科学会ＨＰに掲載されたフリーランス容認の文章

2017年6月23日
2018年11月20日更新

日本専門医機構認定　麻酔科専門医更新申請について

日本専門医機構より麻酔科領域の更新基準が承認されました．詳細は下記の通りです．

1．申請資格

1）　専門医に登録された後，引き続き麻酔科関連業務に専従＜＊注＞していること．

2）　更新申請する年の５年前の４月１日から更新申請する年の３月３１日までに，所定の実績（勤務実績，専門医共通講習受講実績，麻酔科領域講習受講実績，学術業績・診療以外の活動実績　合計５０単位）があること．

＊注...専従とは以下に掲げる業務を主たる業務とし週３日以上携わっていることをいい，業務に 従事する施設は複数にわたることができます．ただし，基礎的研究にのみ従事している期間は除きます．

（１）　周術期における麻酔管理に関する臨床

（２）　疼痛管理に関する臨床

（３）　集中治療部，救急施設等における重症患者の管理に関する臨床

したので（中略）更新致しました」という訂正と謝罪の文章が掲載された（**資料16**）。

同年12月、新専門医制度2年目の専攻医の一次登録結果が発表された。前年度採用者数に比べて6％減となった。地方はさらに深刻で、岩手・香川・高知県は応募者ゼロと、前年度にはなかった麻酔科専攻医ゼロ県も出現した。「締め切り前日の『フリーランス容認』文書の理由はコレだったのか」と、私は納得した。と、同時に「応募者が減ったら応募期間中はフリーランス容認して、締め切りが終わったら元通り……って、新人勧誘方法としてサギだよね」とも思ったのだった。

資料16　麻酔科学会ＨＰに掲載された訂正・謝罪の文章

【2018年12月27日】
公益社団法人日本麻酔科学会
教育委員会

2018年11月20日更新で掲載しておりました
「日本専門医機構認定 麻酔科専門医更新申請について」
誤解を招く表現がありましたので記載を最新としたものを更新致しました。

なお、最新版【2018年12月27日付】の内容には、既に掲載している「更新申請 時期について　日本専門医機構更新申請について【2016年4月6日付】」の内容 を網羅しておりますので、こちらのページは削除しております。

誤解を招く内容が掲載されており、申し訳ありません。

ＵＲＬ：http://www.anesth.or.jp/info/certification/kikou-senmon-renew.html

以上、何卒よろしくお願い申し上げます。

同年12月、麻酔科学会ニュースレターで理事長は、『フリーター』に関しては、賃金や勤務体系などさまざまな社会的批判があるが、それらが実状に基づいた正確な批判であるという保証はない」と、3月のニュースレターの内容とは打って変わった、フリーランス擁護ともとれる別人のような文章を寄稿している。

先にも述べたが、金持ちを貧乏人にしたところで、貧乏人が金持ちになるわけではない。フリーランス麻酔科医が医大教授の目障りだからと叩いても、大学病院の麻酔科医が増えるわけではないのだ。ここでも「専門医の質の向上」という設立目的とはかけ離れた迷走

資料17　麻酔フリーター騒動をめぐる年表

年月日	対象	できごと
2004.4	日本中の病院	新研修医制度開始、大学医局の弱体化が始まる
2011.9	テレビ朝日系	『ドクターX』放映、フリーランス麻酔科医が注目される
2016.3	厚労省会議	「麻酔科は20年間で1.96倍増加した人気専攻科」と報告
2018.3	麻酔科学会	学会理事長、学会ニュースレターで「フリーター」に不快感を表明
2018.4	日本中の病院	新専門医制度開始、麻酔科を含むマイナー科人気
2018.7	麻酔科学会	麻酔科専門医は「週3日以上単一施設勤務」を条件に追加
2018.9	麻酔科学会	「麻酔フリーター問題、学会HPに情報提供窓口を設定予定」と発表
2018.11	麻酔科学会	「麻酔フリーター」の調査ハガキを全国の病院に送付
2018.11	専門医機構	2019年度専攻医募集開始、一次募集で-6%と麻酔科人気↓、3県でゼロ
2018.11.20	麻酔科学会	学会HP上でフリーランスの専門医取得を容認する文章を掲載
2018.11.21	専門医機構	2019年度専攻医登録締め切り日
2018.12.17	麻酔科学会	フリーランス容認文章が学会HPから突然消える
2018.12.27	麻酔科学会	「誤解を招く表現があった」という釈明文書が学会HPに
2019.3	専門医機構	2019年度専攻医登録の最終発表、麻酔科は-2.0%、岩手・香川・高知ゼロ

が、繰り広げられている（資料17：麻酔フリーター騒動をめぐる年表）。

4-3　地方から若手医師が逃げるわけ——年1860時間残業容認の衝撃——

医師不足と、増える地域枠

1970年代は、医学部新設ラッシュの年代だった。田中角栄内閣は「一県一医大構想」を掲げ、1979年の琉球大学医学部開設をもって達成された。

私が医大に入学した1980年代は、「医師過剰時代が来る」「医療費亡国論」説が真剣に議論されていた。1986年、厚生省（現：厚労省）や東大教授の作った「将来の医師需給に関する検討委員会」では、「2025年には10％の医師過剰」と試算され、「医師過剰を防ぐための医大定員削減10％」が提案され、閣議決定された。

この楽観的な医師過剰論に終止符を打ったのが、2004年からの新研修医制度である。若手医師が都会の一般病院を目指し、地方医大や関連病院は医師不足に苦しむようになった。

2006年には福島県立病院での妊婦死亡と産科医逮捕事件が発生し、その後も「救急車たらい回し」報道など医師不足報道が相次ぎ、2008年には当時の舛添要一厚労相が医学部定員増を提案した。

医学部定員増の中でも、特に急増したのが地域枠である。先にも述べたとおり、地方の医師不足を受けて、「卒業後に指定地域で一定期間（9～11年）働く」「義務年限を終了すれば返還しなくてよい奨学金を貸与」という自治医大のミニチュア版のような制度であり、多くの医大では一般入試より偏差値は低い。1997年に札幌医科大と兵庫医科大で始まった制度だが、2004年からの新研修医制度によって地方の医師不足が深刻化した影響で、2008年頃より本格化した。2018年度入試では「医大定員合計の9419名のうち15～18%程度が地域枠」と推定される。

東京医大騒動に関連して、国公立大では「神戸大学医学部の地域枠における地方高校出身者への加点」が不適切入試として指摘されているが、地域枠とは概して「都会の進学高出身の偏差値エリートを退けて、地元高校現役トップ層を優先させる」構造になっている。札幌医大（北海道立）は「定員110名中90名」という日本最大の地域枠を設けているし、旭川医大（国立）には北海道の中でも医師不足の厳しい「道北・道東枠」、琉球大学（国立）には同様の「北部・離島枠」が存在する。

そして、近年では「地域枠の足抜け」と称する、「医大入試面接では郷土愛をアピールして加点してもらって医大入学したのに、卒業後に奨学金を一括返済してサクッと都会で就職」する若手医師が続々と出現して問題視されている。倫理的にはともかく、法律的には合法である。

対策案が発する「地方に残るとヤバい」のメッセージ

２０１８年からの新専門医制度で、若手医師の東京一極集中が進み、地方の医師不足もさらに深刻化した。厚労省も、次々と地方の医師不足への対策案を打ち出してはいるが、「医大入試における地域枠」以外は、ツッコミどころ満載で実効性に乏しそうな提案のオンパレードである。

たとえば「医師不足地域で一定期間勤務した医師を、厚労大臣が『認定社会貢献医（仮称）』として認定」して、この認定がないと公立病院の院長のようなポストに就けなくなり、出世が難しくなるシステムを真面目に検討している。

しかしながら、今どきの若手医師にとって、自治体病院の院長職は全く垂涎《すいぜん》ポストではない。それが餌になると真剣に考えて厚労省が制度設計していることに、私は頭が痛くなってしまう。

また2019年度からは、医師不足地域に関する都道府県知事の権限が段階的に強化されることが内定している。「地方と言っても、卒業医大のある県庁所在地ならば住んでもよい」と考える若手医師は一定数存在するが、「なまじ地方医大に残ると、知事命令で僻地に飛ばされるかもしれない」「だったら、東京に出た方が無難だよね」と東京就職を後押しする決定でもある。

2020年からは「外来医師多数区域」を設定して、そこで診療所を新規開業する医師に制限を加えることが、第25回の医師需給分科会で検討されている。そこから読み取れるのも、「将来的に大都市で開業したければ、さっさと大都市に出て、早めに開業しておかないとヤバい」というメッセージである。

また、厚労省の「医師の働き方改革に関する検討会」では、2024年からの勤務医の時間外労働上限を「原則として年960時間」と発表した。さらに、「外科や医師不足地域では2000時間も容認」案も公表されたが、現場の医師たちからは、「ただでさえ不人気の外科や僻地の病院の長時間残業を容認したら、ますます希望者が減るだけ」という大ブーイングが起こった。

予想外の反論にビビったのか、２０１９年2月の検討会では、「年１８６０時間以内」と、少しだけ下方修正された。現在の労働行政では、いわゆる過労死ラインが「月80時間の時間外労働」とされているのに、その元締めであるはずの厚労省が過労死ラインの約2倍に相当する時間外労働を提案するのも、何か根本的に間違えているような気がするのだ。言い出した人は、まず自ら僻地に赴《おもむ》いて年１８６０時間の時間外労働をこなし、「このぐらい楽勝」と思えるならば他人に勧めるべきだ。

一連の医師不足対策に共通するのは、「とにかく金は出さない」「すでに都会で就職したり開業している中高年医師の既得権は守り、若者の新規参入を制限する」という思想であり、これが若手医師に「地方はヤバい」感を与えてしまったのだろう。

規制で人の心は縛れない。不人気だが社会に必要な仕事ならば、相応の報酬で報いることが王道である。報酬の保証もなく規制を強化して自由な移動を制限することは、むしろ「地方に残るとヤバい」というメッセージを若者に発信しているようなものだ。研修期間延長や地方病院勤務を義務化した内科が、一気に不人気科に転落したのもそのためだろう。

報酬改革のない働き方改革は無意味

仕事とは、労働者のスキルや時間を金に換える行為である。だから、真に有効な働き方改革を求めるならば、同時に報酬システムも改革しなければ実現しない。「ゆう活」「プレミアムフライデー」など、カネの話をしない働き方改革は、いくら多額の宣伝広告費を使っても不発に終わってしまう。

「眼科医が増えすぎて、外科医が不足」ならば、最もシンプルかつ有効な対策は、「眼科医の給料を下げて、外科医の給料を上げる」ことである。報酬システムに手を付けず、「眼科は960時間、外科や僻地は1860時間まで時間外労働容認」という厚労省の提案は、外科の不人気や現場の不和を加速するだけである。せめて「外科や僻地は1860時間まで容認するが、時間外手当金が満額支給されるように厳しく監督」とした方が、僻地の医師確保にはマシだろう。

「医師偏在について、国や都道府県が専門医機構に意見を言える制度」も存在するが、そもそも「専門医の質の向上」が専門医機構の本質ならば、都道府県が関係するような議題はあまりないはずだ。むしろ、当事者の「医学生や若手医師が専門医機構に意見を言える制度」が全く存在しないことが、この制度が迷走する一因でもある。

医師法・医療法で義務化されている新研修医制度とは異なり、新専門医制度は法制化された義務ではない。専門医資格を手に入れても、診療報酬がアップするわけでもないし、患者へも今一つ浸透していない。医師免許とは異なり、専門医とは所詮「漢字能力検定」や「野菜ソムリエ」のような民間資格である。若手医師が制度を見限って、専攻医登録をしなくなる者が増えれば、それだけでコケてしまう制度なのである。

新研修医制度で「医大生は母校の大学病院に就職する」という常識が、あっけなく崩れたように、このまま新専門医制度を強行して規制を追加しまくっても、「若者の専門医離れ」をまねき、「全ての医者は専門医資格を持つべき」という常識が崩れるだけであろう。

山梨大学学長の島田眞路《しまだしんじ》先生は、２０１８年度の「山梨県の専攻医総数37名（全国最下位）」という結果に対して、「新研修医制度の前は、１００人中50～60人残ってくれました（中略）制度が始まったら5人とか」「今は１２５人のうち35人が地域枠（中略）一般枠の中からも少しは山梨県に残ってほしいと思いますが、なかなか現れてはくれません。もうトレンドだから。『残るとダサい』みたいな感じのようです」と、2018年5月の「ダイヤモンド・オンライン」で答えている。

4-4 欧米の女医増加を支える移民医師

欧米の医療はマネするほどよいものか?

東京医大騒動を含め、女医問題についての議論になると、必ず登場するのが「女医は悪くない、女医を上手く使えない制度が悪い」という意見である。

そして、意識高い系の評論家が引き合いに出すのが欧米で、「欧米では女医率はもっと高い」「それに比べて日本は遅れている」という論調が定番である。進歩的というよりも、戦時中の「足らぬ足らぬは工夫が足らぬ」というような「現状を無視して精神論でごまかす」的なスローガンを思い出してしまう。

確かに欧米の女医率は高い。2016年のOECDデータ(OECD.Stat: Physicians by

age and genderより、著者改変）によると、ラトビア・エストニア・リトアニアのバルト三国が約70％で並び、次いでスロベニア・スロバキア・ポーランド・ハンガリーと、旧東欧諸国が上位に並び、米国は35・5％と下から4番目、そして日本は21・0％と最下位である（**資料18**）。

意識高い系の人々は「欧米を手本に日本を叱る」のが大好きだが、医療制度に限って言えば、欧と米はかなり違うし、西欧と東欧でも違う。「欧米」というフレーズが出る時点で、医療制度のシロートと判断して問題ないと思う。

西欧諸国やカナダでは、概して医療費の公費負担率は高い（英国は無料）が、アクセスが悪い。家庭医の受診を予約すると2～3週間後を指定され、脳外科医などの専門医だと数か月待ちになることも普通である。インフルエンザなど、たいていの感染症ならば自然治癒してしまうので、一般人は日本ほどマメに病院を受診する習慣がなく、医者のスケジュールにもゆとりがある。

アメリカは医療費がべらぼうに高額なので、やはり一般人は日本ほどマメに病院に行かない。家庭医を受診した場合、インフルエンザ程度でも、保険を使った後の自己負担額が数万

資料18　OECD諸国における女医の割合（2016）

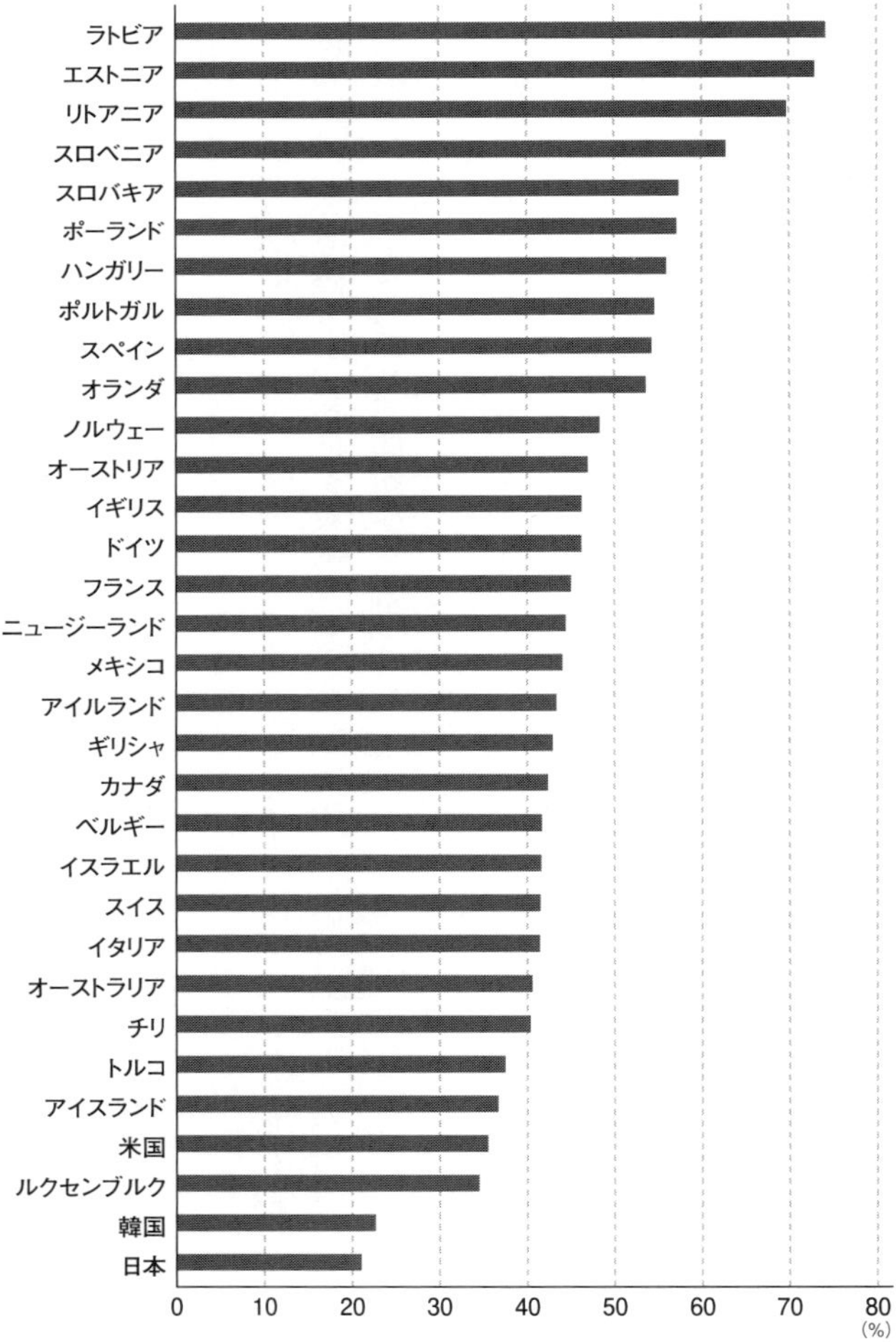

円になることも珍しくないからである。ゆえに、医者のスケジュールにもゆとりがある。

また、バルト三国や旧ソビエト連邦のような旧社会主義国は、社会主義の崩壊に順応できなかった男性の自殺やアルコール依存症患者が多いことで知られている。リトアニアは男性自殺率でも世界トップであり、男性の自殺率が女性の５・０倍（２０１５年ＷＨＯ報告）、人口比は「男：女＝１００：１１７」（２０１７年エストニア政府報告）という男女比の歪《いびつ》な社会である。ＥＵ圏内では労働者の移動が容易なので、「デキる男はドイツあたりに出稼ぎに行ってしまう」のも大きい。バルト三国の女医率70％は、「祖国に残った男がアテにならないので、女が医者になりやすい」という、戦時中の日本のような社会背景があり、「日本も見習うべき」とは、私には思えない。

かつて「抗インフルエンザ薬のタミフルの70％は日本が消費している」と「日本の医療は薬漬け」の象徴として批判されることもあったが、これは「インフルエンザの初期に予約なしで気軽に病院を受診できる国は日本ぐらい」ということの象徴でもある。

というわけで、私の知る限り欧米の病院は概して、「医者として働くのはラクだが、患者にとっては不便」である。医療制度を知れば知るほど「そっくりマネすべき」と思える国はない。

英米の女医率増加は外国人医師が下支え

２０００年頃から、いわゆる「スーパードクター」がテレビのドキュメンタリー番組で取り上げられるようになった。「日本の医大を卒業し、米国などの大病院で修業してスキルを磨き、帰国後は心臓外科などの高難度手術をこなす」といったストーリーである。

こういう日本人医師が増えた一因は、欧米の女医率上昇である。アメリカでは２０００年頃に医大女性率が45％を超え、それ以降は45～50％で推移している（ＡＡＭＣ：Association of American Medical Colleges 2016）。

そして、アメリカでも、外科のような多忙科は女医に回避されがちなのだ。米国で１９６０年代に制作された人気医療ドラマ『ベン・ケーシー』の時代には花形だった外科が、医師不足に悩むようになり、外国人医師（多くは男性）が外科研修医として就職しやすくなったのだ。

またアメリカでは、外国人医師が地方病院で働くと労働ビザ取得が有利になる制度があり、これが地方への大きな医師供給源となっている。

一方、13億人の人口を有するインドは優秀な理系人材が多く、英語で大学教育が行われるために全ての医師が英語対応可能であり、英米への医師輸出国として定着している。アメリカの医療ドラマ『ＥＲ緊急救命室』でも、「あの規模の大病院でインド人医師がいないのは不自然！」と問題になって、11シーズンからはインド系研修医のニーラが登場している。

また、英国のダイアナ元皇太子妃が、離婚後にパキスタン系イギリス人の心臓外科医、ハスナット・カーン氏と交際していたゴシップも有名だ。２０１３年の伝記映画『ダイアナ』によると、彼女の本命だったのは交通事故で一緒に亡くなったドディ・アルファイド氏ではなく、ハスナット・カーン医師とされている。

このゴシップが示すのは、イギリスでも外国人医師の進出が著しく、王族が出入りするようなロンドンの名門病院でも、旧植民地国出身者が要職に就いている、という事実である。

英米も外科医・当直医・僻地医師の不足には悩んでいる。しかしながら、世界共通語である英語が公用語なので、外国人医師の確保が容易であり、英米の女医率増加は外国人医師が下支えすることで維持されているのも事実である。

残念ながら、日本語を公用語とする国は日本以外にはないし、日本語で医学書を読み書きできるレベルの外国人医師は少ない。日本の医師国家試験に日本国籍は必須ではないが、試験そのものは日本語で行われるので、「天疱瘡《てんぽうそう》」「子癇《しかん》」などの医学用語をスラスラ読めるレベルの日本語能力が必要になる。近年では、外国人医師臨床修練制度という、外国人技能実習制度の医者版のような制度があり、地方の病院で外国人医師（多くは中国人）が手術の第一助手を務めていることもあるが、まだまだ主流ではない。「欧米を見習え！」と怒られても、ムリなものはムリなのだ。

4-5　メンバーシップ型とジョブ型

医師集団辞職が発生する理由

最近よく耳にする雇用の専門用語に、「メンバーシップ型」および「ジョブ型」がある（**資料19**）。これらは、２０１３年の内閣府の「規制改革会議 雇用ワーキング・グループ報告書」で紹介されて、広く知られるようになった用語である。

メンバーシップ型とは、古典的には軍隊や昭和時代の日本企業、そしてかつての大学医局

資料19　メンバーシップ型とジョブ型

	メンバーシップ型	ジョブ型
基本理念	職場は運命共同体	結果に応じた報酬
解雇	終身雇用が基本	解雇・失職・転職が当然
人の出入り	少ない	多い
組織	ピラミッド型	フラット型
年功序列	濃	薄〜無
同期の賃金差	無いのが基本	有るのが当然
管理職	多い、定年の直前	少ない、若手もアリ
窓際中高年	発生しやすい	淘汰される
長時間労働	発生しやすい	有償/イヤなら辞める
サービス残業	発生しやすい	イヤなら辞める
過労死、うつ	発生しやすい	その前に辞める
ネット親和性	低	高
ダイバーシティ	低	高
キーワード	助け合い、忖度	自己責任
具体例	『白い巨塔』主人公 勤務医・大学病院 公務員 昭和期の国内電機産業 テレビ局正社員 大手広告代理店正社員	『ドクターX』主人公 開業医・フリーランス医師 弁護士・会計士 外資系企業 作家・タレント パート・アルバイト

などで広くみられた雇用慣行である。職場のメンバーは運命共同体であり、組織への強い忠誠心が求められ、終身雇用が基本になる。年功序列のピラミッド型組織であり、同年齢職員の給与差はあまりなく、管理職に就くのは定年直前となる。主要メンバーは事実上日本人男性に限定され、仕事範囲は曖昧で、「助け合い」「忖度」「夜の付き合い」が重視される。ドラマ『白い巨塔』の主人公が典型例である。

一方、ジョブ型とは、「結果に応じた報酬」を基本にし、外国では一般的であり、日本国内でも急増中の雇用制度である。職務範囲は明確であり、組織はフラットで、管理職は少ない。年齢と報酬・出世は比例せず、同年齢でも報酬・ポジションはバラバラになる。解雇・失職・転職が当然とされるが、「サービス残業」「窓際中高年」「過労死」は、発生しにくい。女性や外国人も多く、ネット親和性が高い。ドラマ『ドクターX』の主人公が典型例である。

ざっくり言って、典型的な医師としての生産性は、卒後20年頃をピークにした凸字カーブを示す。しかし、大学病院や公立病院のような典型的メンバーシップ型組織における賃金は、右肩上がりの直線となり、「若い頃は割安/ベテランは割高」となる。かつての医局が権勢を誇ったのも、コストパフォーマンス良好で体力に恵まれる若手医師たちを、専門医・医学博士・留学などの制度を活用して支配できたからである。

現在、大学病院や公立病院で多発する「医師集団辞職」において、しばしば「教授（部長）以外が全員辞職」という事態が発生することも、同様に説明できる。

45歳以下の人材は割安感があり、フリーランスやジョブ型賃金の私立病院に転身すれば、待遇改善が期待できる。

逆に、「集団辞職の末に一人残された教授」は、50〜60代の割高人材であることが多く、同待遇での転職が不可能である。

日本の法律では「部下全員辞職」程度の不祥事では常勤医師（特に公務員）を解雇できないので、定年まで組織にしがみつくことが本人にとっては最も合理的な選択肢となる。そして、「働きませんけど辞めません」という昼行灯《ひるあんどん》のような中高年医師の増加は、若手医師の大学病院離れの一因にもなっている。

ジョブ型シフトで賃金と生産性を近づけよ

近年の医師不足対策として、「病院教授・臨床教授」のような教授ポストを乱発して50歳前後の医師を集める大学病院が多いが、目先の数合わせにはなっても、長期的には組織の活力を削ぐ悪手である。メンバーシップ型組織におけるアラフィフ医師は「賃金／生産性」について採算が取れる最後の年代だが、その後は高コスト人材として組織の負荷となるからだ。昨今では富士通やＮＥＣなどの有名大企業が、自社生き残りをかけて、かなりエグい手法で「45歳以上の早期退職者」を募集しているが、それの真逆をゆく手法である。

メンバーシップ型と女性活用も相性が悪い。典型的なメンバーシップ型組織であり、社員数万人のメガバンクと、典型的なジョブ型組織であり社員数百人の外資コンサル日本支社を比較した時、経済評論家の勝間和代氏など、明らかに後者出身の女性の方が活躍している。また同じ日本企業の中でも、リクルートやサイバーエージェントのような年功序列・終身雇用カルチャーのない非メンバーシップ型企業の方が、活躍する女性を輩出している。

メンバーシップ型組織の女性は、「パン職ＯＬ（一般職ＯＬ）」のように若いうちはチヤホヤしてもらえるものの、中年以降は「お局」として煙たがられることが多い。近年増えつつある「ゆるふわ女医」も、中年以降は似たような経過をたどることが推測される。

大学病院に再び若手男性医師や実力派女性医師を集めて復興する唯一の方法は、雇用システムをジョブ型にシフトさせ、賃金と生産性を近づけることである。近年の東大生人気就職先ランキング上位には、典型的ジョブ型である外資系金融や外資コンサルがズラリと並ぶように、優秀で野心的な若者ほど、ジョブ型組織を好むからである。

具体的には、基本給は低めで、当直・オンコールには外部市場と同レベルの報酬、診療件数に応じたボーナス、数年単位の有期雇用、そして結果を出せなかった管理職の降格・解雇など。米国の大学病院では当たり前のものばかりである。

あるいは、病院管理職がメンバーシップ型に固執して、中堅医師のブラック労働を放置した場合、医師の集団辞職を招いて実務をフリーランス医師に外注化せざるを得ず、一気にジョブ型にシフトするか、病院そのものが医師不足で消滅し、淘汰されるだけのことである。

4-6　女医の使い方——女医過半数時代への備え——

東京医大騒動を経て、日本の医療界における女医増加は不可避のものとなったが、欧米のような外国人医師の導入も難しそうだ。女医過半数となっても診療レベルを維持するために、実効性のある手段は残っているのだろうか。とりあえず、列挙してみたい。

◆働き方改革は、報酬改革とセットで

仕事とは労働者のスキルや時間を金に換える行為である。だから、真に有効な働き方改革を求めるならば、同時に報酬システムも改革しなければ実現しない。「眼科医が増えすぎて、外科医が不足」ならば、最もシンプルかつ有効な対策は、「眼科医の給料を下げて、外科医の給料を上げる」ことである。長時間労働が外科の宿命ならば、時間外勤務に相応の手当金を支払うことで、「眼科は定時に上がれるが薄給」「外科は残業が多いが高給」というように調整するのが、双方が納得できる解決法である。報酬システムに手を付けず、「眼科が人気だからシーリング調整」という現状は、現場の混乱や不和を加速するだけである。

「医師の時間外労働は年960時間が上限だが、医師不足地域は1860時間まで容認」という政策案も、僻地の医師不足を加速するだけである。せめて「医師不足地域は1860時間まで容認するが、時間外勤務手当は満額支給されるように労基署が厳しく監督」とすべきである。

「金は偉大な安定剤」（Money is the great equalizer）というフレーズがアメリカにはあるが、仕事量に差のある２人に不公平感を与えないマネジメント方法としては、「結果に応じた報酬」に勝る手法はない。

◆メンバーシップ型からジョブ型への移行

病院に限った話ではないが、終身雇用や年功序列を基本にした日本型のメンバーシップ型雇用はすでに綻《ほころ》びだらけで、今後も維持することは困難だ。誰かが主導したわけではないのに、医大入試で「男：女＝２：１」という値が十数年間維持されたのも、この水準がメンバーシップ型雇用を維持できる限界だと、病院管理職は何となく実感していたのだろう。

女医増加の後、独身女医やらママ女医やらシングルマザー女医が入り乱れる職場では、白い巨塔のような年功序列のヒエラルキー構造を維持することは不可能である。「育休や育児時短は女しか取得しない」と固く信じている男性管理職もいるが、「育児を理由に当直免除を要求する男性医師」も、すでに実在し増えつつある。

誰が産育休時短を請求するか予測できない職場では、予め成果ベースの報酬制度を導入しておくほうが、職場内の紛争を予防できる。たとえば、「月収１００万円の医師が３人在籍し、一人が産休に入れば、産休中をカバーする同僚２人は月収１５０万円になる」といった制度である。あるいは、現状の年功序列賃金のままだと、女医の妊娠を契機に医師大量辞職や職場崩壊をまねくリスクが大きい。

２０１９年度入学の医学生が医師になるまでの６年間、病院管理職はジョブ型雇用にシフトしておくことが求められている。

◆多忙科や僻地こそフリーランス（個人事業主）

医師の時間外労働について、24時間体制での勤務が必須となる産科や心臓外科に真剣に取り組めば、厚労省の提唱する年９６０時間以内に収めることは事実上不可能である。

解決策の一つは、フリーランス（個人事業主）である。個人事業主とは経営者でもあり、労働基準法による労働時間の制約を受けない。「長時間のサービス残業を強要する病院」が淘汰されるのは当然だが、「相応の報酬は支払うので、医師に長時間労働してほしい病院」では、医師を「労働者として雇用」するのではなく、「個人事業主として業務委託」するケースが出現するだろう。税制上も、車・旅費・医学書などが経費として処理できるフリーランスは、「ハイリスク・ハイリターン」を好む有能医師にとっては魅力的だろう。

医師不足に苦しむ地方病院にとっても、即効性のある唯一の手段は「フリーランス医師との契約」である。麻酔科におけるフリーランスは、「取り締まるべき対象」ではなく「医療界におけるジョブ型雇用の先行モデル」として研究すべきである。

◆規制強化よりも流動化、計画経済より自由経済

自由経済と計画経済では、どちらが健全な社会をもたらすか？　ベルリンの壁、ソビエト連邦の崩壊、北朝鮮と韓国、自由市場を容認した中国やベトナムの躍進など、歴史的にもすでに答えが出ているはずなのに、医師に関しては今なお、「官僚による計画的配置」や「医師強制派遣」などの計画経済的手法を主張する有識者が絶えない。

２０１８年12月の医道審議会・医師分科会では、「専門医プログラムには、２～３年目の勤務地が未定のものがあるのは問題だ」との指摘があった。『「2年目に、○名はA病院、◇名はB病院』と決まっているべき」と厚労省のコメントもある。

しかし、大学病院で管理職の経験のある方ならば同意してもらえると思うが、「3年後の人事計画なんて、3年後の日経平均予想ぐらいムリ」だと思う。近年では大学病院でも、しょっちゅう医師が集団辞職する。東京電力が原発事故の賠償金捻出のために2014年に東電病院を売却し、東芝が粉飾決算発覚後の損失補填として2018年に東芝病院を売却したように、有名病院の経営破綻も予測できない。女医増加は決定事項だし、病院が女医の出産スケジュールに介入することも不可能だ。3年後に誰が何人産むか分からない以上、「3年後にA県B病院に○人派遣」と確約することは不可能だ。

「医師2名派遣したら派遣先でダブル不倫関係となり、唐突に2人揃って辞表を残し失踪」なんて事件も実際にあったが、こういう人員減を「3年前に予測しろ」と言われても、ムリなものはムリだ。そして、新専門医制度では「指導医1名につき、専攻医は3名まで」というルールがあるので、「指導医2名、専攻医5名」の病院で「男性指導医と女性専攻医が駆け落ち」すれば、残された専攻医4人のうちの誰かは専門医資格を取得できない。

最近、NHKで報道されて問題視されている「無給医（大学病院などで、給料ゼロで働く医師）問題」も、なまじ医師定員や給与が固定されており、現状に合わせて微調整できないがゆえの不幸である。

「統一された基準」と専門医機構は言うが、専攻医の知識や熱意や家庭状況は千差万別だし、病院の経営状況も千差万別で波がある以上、そもそも日本中で統一カリキュラムという規則の方が無理筋なのだ。

「2〜3年目未定」と明記したプログラム担当者は、とても実直なマネージャーだと思う。現実の病院で望まれているのは、現場を管理するマネージャーに裁量権を持たせて、職員の産育休や「2名駆け落ち」のような突発事態でも人員や時間外手当金を調整できるような、流動的でジョブ型のシステムである。

◆新専門医制度のみならず、新研修医制度からの見直し

初年度から問題山積みで、「さっさと止めろ!」の声が絶えない新専門医制度だが、そもそものボタンの掛け違いは2004年の新研修医制度である。「地方の医師不足」も「大学病院の弱体化」もコレを契機に始まった。東京医大の女性減点入試も2006年頃に始まったことが判明している（75ページ）。

だから、「大学医局を復権させたければ、新研修医制度を止めればよいのに」と私はずー

っと思っているが、厚労省は新専門医制度を追加してさらに規制を強化したので、地方や外科の医師不足はさらに深刻化した。当然のことだ。規制を増やせば増やすほど、非効率性が進行し、マンパワーの総量が減少する。マンパワーの減少は均一に減るのではなく、「弱いところがさらに弱体化」という形で表面化しやすい。

「病気だけでなく人を診られる医師」を目標に掲げて2年間の研修を必須化したが、「救急対応できる眼科医」「正常妊娠なら診られる内科医」などは、制度導入後14年たっても生まれなかった。新専門医制度で総合診療専門医という専攻が設けられたのも、「2年程度ローテーションした程度では総合的な診療はできない」ことを証明しているようなものである。

女医の卒後教育において貴重な20代の2年間を浪費する制度は、女医の戦力化を著しく阻害する（110ページ）。2019年度入学の女子医大生が卒業するまでに、新専門医制度のみならず、新研修医制度も見直し（あるいは廃止）して、女性のライフイベントと両立しやすい、柔軟で短期決戦型の研修制度を準備しておくべきである。

そして、医師の研修制度は、シンプルに「より良い医師を効率よく育てる」ことのみを考えて設計すべきである。新専門医制度の迷走は、「地方の医師不足対策」「医局復権」「麻酔フリーター狩り」など、余計な私欲を入れすぎたがゆえの迷走なのだ。

インターネットやＳＮＳの発達した現在では、劣悪な研修病院は、いずれ若手医師にバレる。「全国で統一されたカリキュラム」のような無理筋の要求はやめて、各施設は自分たちで手持ちの札を活用した最良と思えるカリキュラムを計画し、公表すればよい。

若手医師は自由に応募し、過労やセクハラ・パワハラに悩んでいたら、年度の変わり目などに病院間移動できるぐらい流動的なシステムの方が、結果的には医師の過労死を防ぎ、医師が効率よく配置されるのだ。

◆ＡＩの前に、ＩＴ化

厚労省が医師の需給計画を検討する会議は、正確には「医療従事者の需給に関する検討会、医師需給分科会」といい、年８〜10回程度開催されている。病院関係者や医大学長などの他に、県知事や患者団体や新聞記者なども含まれる20人弱のメンバーだが、古典的な対面会議である。全国から中高年が東京都内の会議室に集まって、紙の資料をめくりながら、延々と小田原評定を続けている印象だ。回を重ねるにつれて、欠席者も目立つ。

「今どきビデオ会議システムなんて、いくらでもあるだろうに」と、会議録を読むたびに思う。地方医大の70代学長を毎回都内まで呼びつけるのも気の毒だし、東京都心の高額な会議室費用も節約できる。「医師の働き方改革に関する検討会」も同様のスタイルらしい。こういう昭和的で非効率な会議スタイルが温存されているということは、「医師の働き方改革なんて、夢のまた夢だなあ」と嘆息してしまう。

実働する医師数の基本調査を、「医師・歯科医師・薬剤師調査」と呼ぶ。2年に1回、医師・歯科医師・薬剤師は住所・性別・年齢や診療科を保健所に届ける義務があり、俗に三師調査と呼ばれている。この三師調査も、今なお「紙に手書きした書類を保健所に郵送」というシロモノで、それを保健所→都道府県→厚労省と集計することになっている。届けを忘れても催促メールが届くような気の利くシステムはないので、提出を忘れる医師も割と存在する。まさに「医師免許のいらない仕事」であり、ドラマ『ドクターX』の主人公のように「一切いたしません!」と啖呵《たんか》を切りたくなってしまう。

こういう書類仕事をオンライン化して、医師1人あたり30分の時短になれば、日本中には約32万人の医師がいるので、年2000時間労働換算で80人分相当の医師マンパワーに相当するはずだ。患者にも全く迷惑かけないし。

この昭和的な2年ごとの紙調査と不定期の対面会議を考えてみても、医師の計画配置なんて夢のまた夢だと思う。厚労省の医師需給推計なんて当たったのを見たことがないし。本気で医師計画配置をやりたければ、コンビニのレジ並みに日本全国の病院をオンラインネットワーク化して、全ての医師が行った診療内容と件数がリアルタイムで集計できるレベルのＩＴ化で需要予測すべきだろう。でも、三師調査の現状を見るに、道のりは遠すぎる。

近年、「ＡＩ診断」やら「ＡＩで放射線科医は要らなくなる」などが話題だが、「ＡＩの前にＩＴ化」と私は言いたい。タスクシフトと称して、「医師業務の一部を看護師に委託」が「医師の働き方改革」として検討されているが、看護師どころかスマホアプリで代替できるようなレベルの書類仕事を、日本の医師はシコシコやらされているのが現状である。

医師の働き方改革は、まず「パソコンやスマホにできる仕事は医師にやらせない」から着手してはどうだろうか。これは「学校教諭のブラック労働」改革にも共通する。

また、医師という職業は「退院要約」「診断書」「身体障害者医師意見書」等々、書類作成作業がけっこう多い。電子カルテ端末を自宅に持ち帰って、こういったペーパーワークを在宅勤務で作成できるようにすれば、子持ち女医の戦闘力アップになると思う。

◆医師・看護師の中間職――専門看護師・薬剤師の活用――

アメリカでも、外科・地方・夜間の医師は不足しているが、それを解決するのが中間職mid-level providerと総称される、医師と看護師の中間のような医療職である。

たとえば、准内科医みたいなNP（Nurse Practitioner）、准外科医のようなPA（Physician Assistant）、簡単な麻酔を担当する麻酔看護師CRNA（Certified Registered Nurse Anesthetist）などである。コラムで紹介したハーバード論文（89ページ）に登場するオステオパシー医師DO（Doctor of Osteopathic Medicine）も、ほとんど医師に近い専門職である。

日本でも、沖縄県限定の医介輔《いかいほ》という制度があり、2008年まで衛生兵出身などの医介輔が離島医療を担っていた。この法律をベースに運用してもよいだろう。

日本でも「医師の働き方改革」の一環として、「大卒や大学院卒の高学歴看護師が、専門看護師としてトレーニングを受けて、准医師的な役割を担う」ことが提案されているが、医師不足と同様に看護師も不足している。専門看護師になれそうな優秀層は、さらに不足している。

日本の医療界で、最もマンパワーに余力がありそうな職種は薬剤師だと思う。薬学部、特に私立薬学部は、2003年からの6年間で29校から57校と急増し、総定員も約6000人から1万3000人に急増した。「薬剤師不足」「薬剤師の過労死」のようなニュースは、ほとんど聞かれなかったのにもかかわらず……である。

「医薬分業」のスローガンによって、調剤技術料は院外処方が院内の約3倍になった。病院の周囲には、ほとんど院内薬局のような院外薬局、いわゆる〝門前薬局〟が乱立するようになり、急増した薬剤師が次々と就職した。処方箋薬は薬剤師による対面販売や説明が法律で義務化されており、「一日の処方箋40枚あたり薬剤師1人」というルールがあるからだ。

私大薬学部の総学費は6年間で約1000万～1200万円となり、奨学金という名の青田買いが盛んに行われている。こんなに薬学部を増やしたのに、地方の薬剤師不足は今なお続いており、ネット検索すると地方薬局における時給5000円以上の求人情報が難なく見つけられる。

薬剤師による対面販売は、「薬は薬剤師がチェックする」「薬害を予防する」といったタテマエがアピールされている。しかし、「病院から薬局への移動がめんどくさい」「説明がウザい」「薬害とは説明したから防止できるものではない」「薬剤師って6年大学行って棚の薬を袋詰めするだけじゃん」というSNSでのコメントも絶えない。

規制緩和とIT活用で消滅する薬剤師の仕事は多い。「薬の飲み合わせチェック」などは、人間よりコンピューターの方が得意だろう。2017年には、アマゾンジャパンが薬の通販を開始した。薬のオンライン説明やネット通販が普遍的になれば、需要と供給のバランスが一気に崩れて、まずは門前薬局の薬剤師が大量失業するだろう。

しかしながら、医療に興味を持ち、6年制の理系教育と国家試験をクリアした高技能集団に、「袋詰め」「説明書を読み上げるような説明」のようなマニュアル作業しかやらせないのは、非常にもったいない。アメリカでは薬局薬剤師が予防接種や避妊薬の指導を担っているように、日本でも薬局薬剤師に予防接種やインフルエンザ検査を委託したり、あるいは病棟内や手術室にも薬剤師に進出してもらって、高度だがやりがいのある仕事に従事してほしいと思う。また、厚労省も院内/院外薬局の根拠の薄い価格差を改めて、効率的な人員配置に努めてほしい。

◆地域枠も規制強化より流動化

地方医大が医師を確保するにあたって最も有効な手段は、今のところ地域枠入試である。しかしながら、足抜け問題（161ページ）など、順風満帆な制度とも言い難い。地域枠における男女差別が禁止されている以上、後のトラブルを防ぐためにも、修業年限のみならず、「9年間のうち7年間以上は、当直を含むフルタイム勤務」のように産育休時短の扱いも明記すべきである。

そして、「パートタイム可能な2年間」は、産育休時短に充ててもよいが、「東京の病院で研修するが、月2回は出身県で週末当直」のようなキャリアアップ研修に充てることも可能にすれば、男女の不公平感は少なくなるだろう。

あるいは、地方勤務を「9年間もしくは2万時間勤務」のように規定し、「20代の体力を活用してバリバリ当直しまくれば、30歳前後で義務を終了できる」システムにするのもアリだろう。なまじ9年に拘束されると「懲役9年」的な気分になって勤労意欲を失いがちである。地方病院は、どこも当直医確保には苦労しているのだから、バリバリ当直してもらう代わりに早めに自由の身にしてあげるのも、病院・医師の双方にとって悪い話ではないはずだ。

◆同窓会枠を容認するならば、親子地域枠も

2018年11月に発表された「大学医学部入学試験制度に関する規範」では、予め明示すれば、医大入試で同窓会子弟枠を設けることは容認されている（84ページ）。ならば、逆子弟枠というか「地域枠における親子枠」はどうだろうか？　子供の医大合格と引き換えに、親に医大関係者になってもらう……具体的には、学生の義務年限を、親が代わりに指定医療機関で働くことで、一部代行するのである。両親とも医者ならば、学生の卒業前に義務年限を終了することも可能になる。

親子枠の場合、医学生の入学と同時に即戦力の医者をゲットできる。8年以上待たないと何科になるか分からない学生と違い、産婦人科や麻酔科など欲しい診療科の医者をピンポイントに選ぶことができる。子供が人質になるので、少なくとも6年間は足抜けの心配がない。中退して医者になれないリスクもないし、子供が留年すればその分も親に長く働いてもらえばよいのだ。

◆専門医研修ファースト、初期（総合）研修は妊娠出産後に

新研修医制度の廃止が困難ならば、せめて「卒後すぐ専攻科でハードにトレーニングして、初期（総合）研修は妊娠出産後にのんびり」のような順序での研修を認めるべきだと思う。今後の女医増加は確定事項なのだから、女性のキャリアデザインとしては「卒業〜妊娠まではハードに働き、出産後はワークライフバランス重視」の選択肢も整備すべきである。

◆専門医コースの斜め移動を容認すべき

新専門医制度の問題の一つは、19の専攻科が縦割りで、途中の転科を認めていないことである。制度開始前ならば、外科か内科か悩んだ医師は「とりあえず消化器外科にチャレンジ、辛くなったら内科に転科」することが可能だったし、この場合でも1年遅れ程度で消化器内科専門医が取得可能だった。

新専門医制度では「脳外科が辛くなったのでリハビリテーション科に転科」だと、辞めた

後に1年目からリハビリテーション科の研修をやり直さなければならない。それならば、「絶対に挫折しなそうな楽な科に最初から行こう」と若手医師は考えるのである。女医は特にその傾向が強い。

昭和時代の外科教授は「外科に女は要らない」などと平気で言うものだから、逆に「なんか、とてつもなく面白いものが隠れているのではないか」と思い込んで、24歳の若さと勢いで入局する女医が一定数存在した。「20代は外科で馬車馬のように働き、30代で出産した後、病理科やリハビリテーション科に転科」という女医は、それなりに重宝されていたが、新専門医制度はこういうキャリアパスを事実上潰してしまった。

◆大学病院で卵子凍結と卵子バンク

女性がキャリア形成を優先すれば、どうしても晩産になりやすい。仕事優先で出産を先送りにして、いざ妊活を始めても妊娠せず、仕事を辞めてまで不妊治療に専念したのにそのままタイムリミット……という女医も実在する。そういう先輩を見て、20代半ばで出産したが、医師としては半人前のまま早期引退……という女医も増えている。

フェイスブック社やアップル社は女性社員のキャリア維持のために卵子凍結費用を補助している。医大病院ならば、卵子凍結のためのインフラはすでに持っているので、女子医大生（特に義務年限のある地域枠学生）の卵子を無料で冷凍保存するサービスを始めてはどうだろうか。

女子医大生も、学生時代の若く時間に余裕のあるうちに、イキの良い卵子を冷凍保存すれば、将来の不妊リスクを低減させて、安心してキャリア形成に専念することができる。

同様のサービスを女性研修医にも行えば、研修病院として人気アップになると思う。妙な女医キャリア研修やらシンポジウムを開催して、出席を強要するよりも有用である。

また、女医が出産した後に余った卵子は「卵子バンク」として、不妊夫婦に提供するのはどうだろうか。かつて慶応大は、医学生の提供精子で非配偶者間人工授精を行い、広く受容された。地方国立大医学部の多くは県内最高学府なので、「20代前半の秋田大医学部生の卵子」ともなれば、秋田県民には受け入れてもらいやすいだろう。

◆女性支援や女性枠よりも、「公平な報酬システム」「フェアな競争環境」

個人的には「女性支援」というフレーズには違和感を持っている。そもそも、たまたま職場が一緒になっただけの赤の他人が、同僚の生計を保障したり育児を助ける義務はないからである。メンバーシップ型雇用にはメスを入れず、「女性枠」を増やす制度も、長期的には組織の活力を削ぐことが多い。ＳＴＡＰ騒動のように側室系女性が優遇されがちで、真面目な多数派女性は冷遇されてしまうからである。給料に大差がないのに「ママ女医のみ当直免除（＝同僚の当直増加）」を強要するから、女性減点入試やマタハラが発生するのだ。

むしろ、「結果に応じた公平な報酬システム」こそが、女性と同僚の軋轢《あつれき》が少なく、女性がライフステージに応じて働き方を変えることが可能になり、長く働ける社会を作るのだ。

新専門医制度の迷走や、ひいては日本の閉塞感の一因は、日本社会には、入試など同世代間での水平方向の競争はあっても、「ダメ上司にあたったら、相手の定年まで耐えるか辞めるかしかない」など、垂直方向のフェアな競争システムがほとんどないことである。「大企業の45歳以上リストラ」報道があると株価が急騰するのは、前に進むためには必要な成長痛だと投資家たちは理解しているからなのである。

女性は安定志向になりがちなので、「妊婦女医やママ女医をリストラ」というと、悪逆非道《あくぎゃくひどう》な管理職のように感じるかもしれないが、「妊婦だろうとママ女医だろうと、結果を出せなかった場合には降格や解雇」される社会である方が、入試や就職において女性が排除されることがなくなる。むしろ、妙なセクハラ・パワハラ爺医は淘汰されるので、真面目な女医にとっては働きやすい職場になるはずだ。

◆箱からサービス、ＭａａＳの時代へ

近年、経済誌やニュースなどでＭａａＳ（Mobility as a Service）という言葉を目にする機会が増えている。

ＭａａＳとは、電車、バス、乗り合いタクシー（Ｕｂｅｒ）など、運営主体にかかわらず、マイカー以外の全ての交通機関における移動（モビリティ）を一つのサービスとしてとらえ、ＩＣＴ（情報通信技術）によってシームレスにつなぐという、新たな移動の概念である。

移動者はスマホアプリなどを使って効率的な交通ルートを検索し、同時に運賃の決済を行

う例が多い。近年の外国人旅行者や労働者の増加、運転免許証を返上した高齢ドライバーの足としても注目されており、国交省も積極的に推進している。

私は同様に、医療版のＭａａＳ（Medicine as a Service）を提案したい。

現在では、それぞれの施設で断片的に保存されている「近所のクリニックのカルテ」「職場の健康診断」「ネットで購入した医薬品」「人間ドックでの胃カメラ画像」といった健康データを、マイナンバーなどを活用して統合・共有し、ついでにオンライン診療やＳｋｙｐｅ診療も大胆に解禁し、シームレスで効率のよい医療サービスを提供することを目指すのだ。また、ＩＣＴによって複数の医師のスケジュールや治療レパートリーをクラウド管理し、複数の病院で共有して効率的に運用し、患者数や治療内容に応じた報酬がスマホで決済される……というシステムは、技術的には可能なはずである。

現在、厚労省や専門医機構が行っている地方への医師誘導政策を不毛に感じるのは、あくまでも「箱としての地方病院を維持する」ことを主目標にしているからだ。人口減少が進む地方で非効率化の一途をたどっている地方病院を維持することは、「住民への医療サービスを維持する」ことと一致しないからである。

むしろ、「医療レベルの維持」と「医師の働き方改革（そして、女医が増えても働きやすい職場）」の両立には、医療サービスの効率化が必須であり、そのためには箱モノ中心の医療政策を卒業して、「ＩＣＴを活用した医療サービスの提供」に主眼を置いた政策に転換すべきである。

近年、東大医学部や慶応大医学部のような日本最優秀層の中では、医療界での出世そのものには興味がなく、「医療ベンチャーを起業したい」「夏休みはベンチャー企業でインターン」「アプリを開発してＩＴ企業に売った」「医師免許は人生の保険」というような学生が増えているらしい。医大幹部たちは頭を抱えているようだが、個人的には嬉しく思う。九州大医学部生が起業したメドメイン、慶応大医学部生のメトリカなど、医療×ＩＴ分野で注目すべき企業も生まれている。

医療版ＭａａＳのようなイノベーションは、たぶん厚労省の支援事業や専門医機構の会議からではなく、こういった若者たちから生まれるような気がするからである。

願わくば、私が現役医師であるうちに、医療版ＭａａＳのようなイノベーションが間に合うことを祈っている。

第5章　令和を生きる女医たちへ

最後に、これから女医を目指す女性たちへのアドバイスをまとめてみた。

◎「ゆるふわ女医」は死語になる

2018年の東京医大騒動を経て、今後の女医増加が既定路線である以上、「ゆるふわ女医」は死語になるだろう。「女医増加＝男性医師減少」なので、数少ない男性医師はさらに恋愛強者となり、すでに「トイレにビラを貼って逮捕」「ニセ医者男に結婚詐欺」など恋愛弱者ぶりが目立つ女医は、ますます弱者になる。

よって、「医師妻になることを目的に医大進学」することは、さらにハイリスク・ローリターンな進路となる。サラリーマンなど非医師男性との結婚が一般的になるので、「夫の稼ぎは家族の金、私の稼ぎは私の金」として優雅に暮らすことは困難になる。「パン職ＯＬ」こと大企業における女性一般職事務員が、派遣社員やＩＴに置き換わって、死語になりつつあるようなものである。

また、「男性医師やハイスペック男性の子供をシングルマザーとして育てる」ケースも増えると思われる。通販サイトZOZOの経営者で「日本の富豪トップ50」にもランクインする前澤友作氏は、未婚のままで2人の女性と合計3名の子供をもうけ、その後も紗栄子や剛力彩芽のような人気女優と交際している。結婚制度とは結局のところ、中間層の男女をマッチングさせる制度であり、「成功した男性医師」などハイスペ男性の中には「結婚せずに子供をもうけ、パートナーを次々チェンジ」というケースが増えると予想され、「パートナーは男性医師じゃないと絶対にイヤ」という女医は、婚外出産も覚悟すべきかもしれない。あるいは「非医師だが仕事に理解のある男性と手堅くゴールイン」する女医も増えるだろう。

未婚のまま男性医師の子供を出産した楠本イネや、非医師だが妻の仕事に理解のある男性と結婚し家庭を持った荻野吟子や吉岡弥生のように、令和の女医は、明治の三大女医に近い人生を送るものが増えるだろう。

◎ワークライフバランス重視ならば、中間職も考える

「女医3分の1の法則（108ページ）」が示すように、女医の独身率は高い。そして、今後は専門看護師や病棟薬剤師のような中間職が増えるだろう。「私、絶対に結婚とか出産したい

んです！」というワークライフバランス重視の女性は、中間職を目指す方が無難である。「パートで働きたい」と言いながら医大を目指して2浪するような女性受験生(80ページ)は、中間職を目指して現役進学して、若くて条件のよいうちに婚活に励むことをお勧めしたい。

また、中間職が増えるということは、かねてより「ママ女医向き」と言われた健康診断や予防接種のような医師のローリスク業務が中間職やＩＴにシフトしてゆき、医師にはハイリスクな仕事が残されるということでもある。

２０１６年、産婦人科医不足を受けて、看護師による子宮頸がん検診の容認が閣議決定された。女性患者は、内診する人の性別は気にするが、資格はそれほど気にしない傾向がある。よってこの決定は、ゆるふわ系ママ女医に人気のアルバイトだった子宮がん検診が、今後は看護師に喰われて消滅してゆくことを意味している。

◎女性管理職は同性に甘くない

「医療界は男社会」と言うが、男社会だからこそ（若い）女性には甘く、「教授室で涙ぐんで抗議したら、ママ女医の残業免除が決まった」的な案件も発生するのだ。しかし、今後の

資料20−①　女性医局員と男性教授のやりとりのイメージ

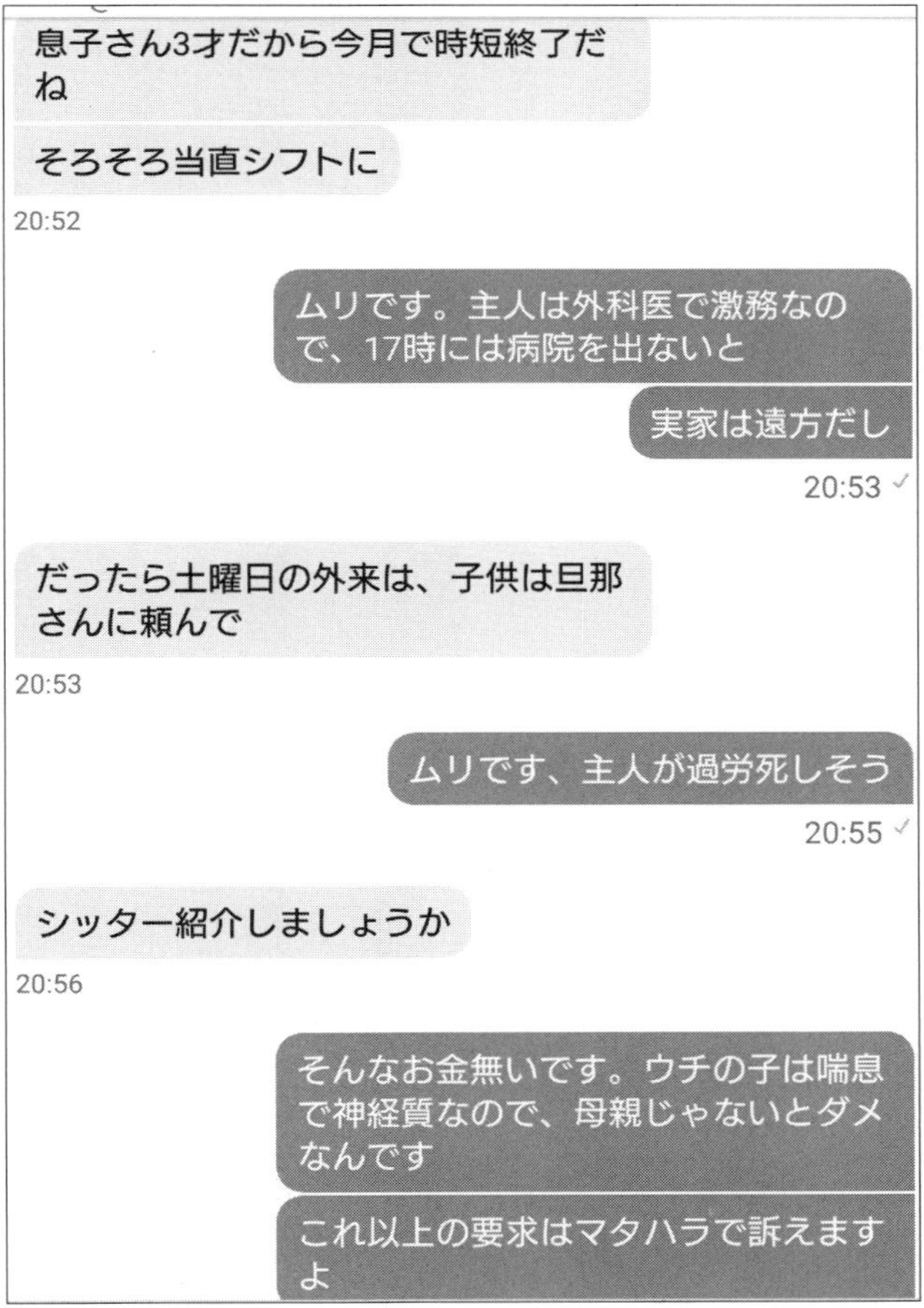
息子さん3才だから今月で時短終了だね
そろそろ当直シフトに
20:52
ムリです。主人は外科医で激務なので、17時には病院を出ないと
実家は遠方だし
20:53
だったら土曜日の外来は、子供は旦那さんに頼んで
20:53
ムリです、主人が過労死しそう
20:55
シッター紹介しましょうか
20:56
そんなお金無いです。ウチの子は喘息で神経質なので、母親じゃないとダメなんです
これ以上の要求はマタハラで訴えますよ

女医増加が既定路線である以上、女性管理職も増えるだろう。

そして、看護師社会を見ても明らかなように、女性管理職は若い女性部下に決して甘くない。東京医大が女性新学長を起用してイメージ刷新するかと思いきや、就任早々に過去のパワハラ・マタハラ事件を報道されたようなものである。看護師長が大奥のような厳しさで若手ナースをビシビシ絞めている姿を病院ではよく見るが、このパターンが医者の世界でも増えるんじゃないだろうか。

育児休業法で保障された時短期間は最大3年なので、女性教授が微笑みながら、「来月は息子さん3歳ね。おめでとう。当直シフトに入れといたから。活躍を期待していますよ」式に女性医局員を絞める姿は、普遍的なものとなるだろう（**資料**20－①②）。

また、「白い巨塔」時代には「先輩には絶対服従」でもあり、先輩女医が子供関係で休んでも、後輩たちは黙々とフォローする雰囲気があった。今の若手医師には年功序列意識が薄く、労働基準法などの権利意識は強い。育児休業や時短を取得する男性医師も増加中である。

今までは「子供が病気で……」とオヤジ医師の前で涙ぐめば許してもらえた突発休も、「医師夫婦だったらベビーシッターぐらい雇えますよねぇ」と、後輩に詰められることも増えそうだ。あるいは、病院管理職に「あの休んでばかりのママ女医、何とかしてください。

資料20－②　女性医局員と女性教授のやりとりのイメージ

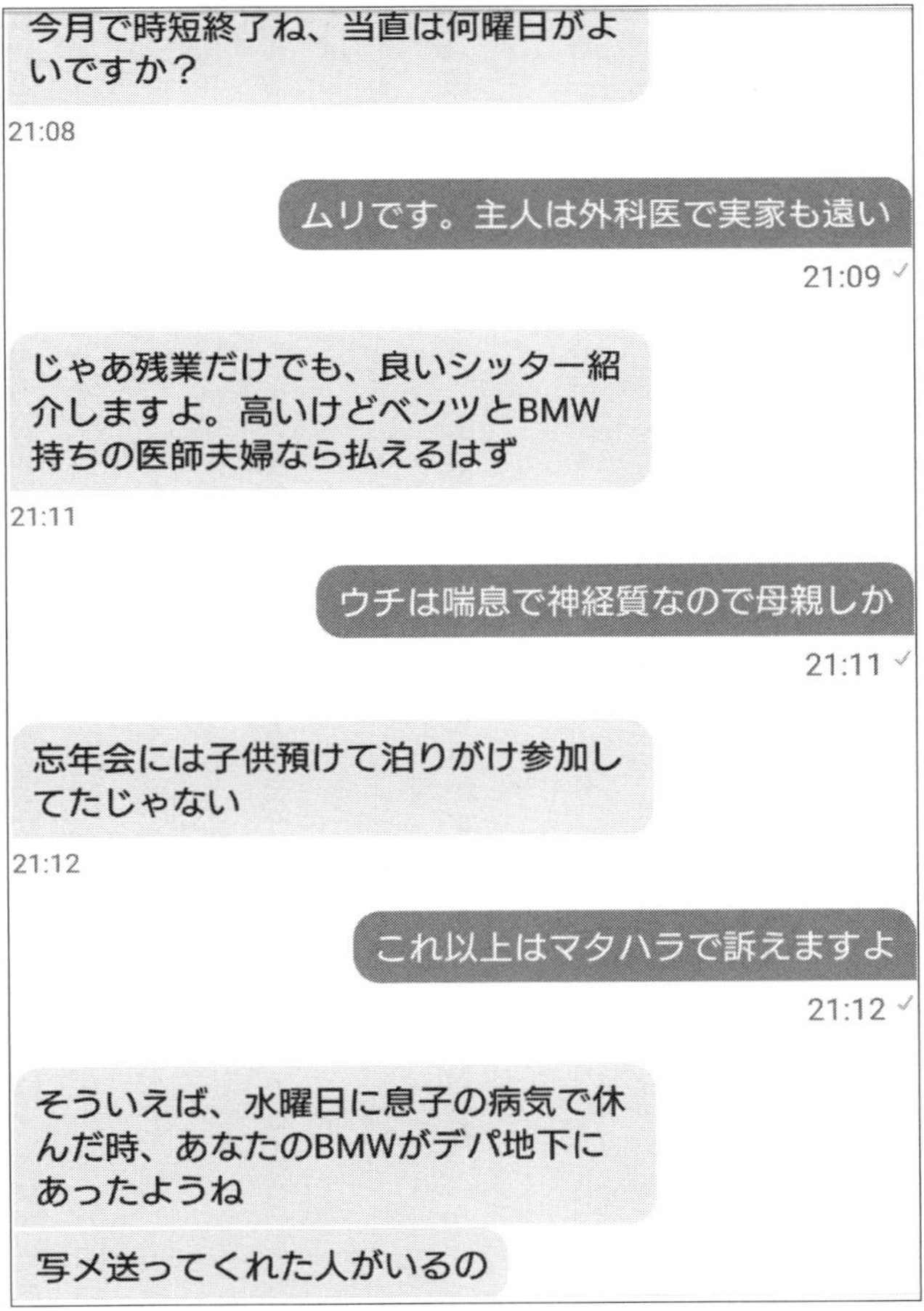
今月で時短終了ね、当直は何曜日がよいですか？
21:08
ムリです。主人は外科医で実家も遠い
21:09
じゃあ残業だけでも、良いシッター紹介しますよ。高いけどベンツとBMW持ちの医師夫婦なら払えるはず
21:11
ウチは喘息で神経質なので母親しか
21:11
忘年会には子供預けて泊りがけ参加してたじゃない
21:12
これ以上はマタハラで訴えますよ
21:12
そういえば、水曜日に息子の病気で休んだ時、あなたのBMWがデパ地下にあったようね
写メ送ってくれた人がいるの

でないと辞めます」と、当直月10回の独身女医が訴えたら、切られるのはママ女医である。

また、看護師・薬剤師・臨床検査技師などは圧倒的に女性が多く、彼女たちとの関わりも難しい。少なくとも、「女同士ならば分かり合える」的な甘い世界ではなく、むしろ女子高スクールカーストや嫁・姑・小姑のようなメンドクサイ世界である。

というわけで、これから医大進学する女性は、女社会の厳しさやドロドロを覚悟して進学してほしい。

◎「患者の心に寄り添う」「出産や育児の経験を生かす」は流行らなくなる

ゆるふわ女医が好んで口にする「患者の心に寄り添う」「出産や育児の経験を生かす」だが、女医増加につれて、プレミア感は薄れるだろう。というか、現在でも医大入試面接の面接官は聞き飽きていることが多い。「将来は産婦人科医になって、自分の妊娠出産の経験を生かして、弱者に寄り添いたい」と主張する女子受験生は、しばしば「子供に寄り添いたいので、当直も残業もできません」と主張するママ女医に変貌するからである。

むしろ、男性医師の減少に伴い「当直できます」「残業します」「地方出向します」「夜中の呼び出しでも応じます」のような人材の希少性が増し、給与や昇進で優遇されるだろう。相対的に、「患者の心に寄り添う」と主張するが、都会で平日昼間しか働かない女医の待遇は下がる一方だろう。

◎モテたいリケジョは情報系

「異性にモテたい」とは「金持ちになりたい」と同様に人間の本能的な欲望であり、若者が「モテそう」という動機で職業を選ぶのは自然である。しかしながら、今後は医大も病院も女だらけになるので、「モテたい女」にはお勧めできない。

モテたいリケジョは、むしろ情報系がお勧めである。工学部機械科や電子科は、現在でも女性率５％未満なので、女子学生というだけでメチャクチャモテるし、ＩＴ企業の女性技術者も女医よりはモテる。モテや婚活は、釣り場選びも重要なのだ。ＩＴ業界はフレックス勤務や在宅勤務制度も発達しているし、転職や出産後の再就職やフリーランス独立も容易だし、日本経済が破綻しても海外からリモートで仕事を請け負うことが可能なので、モテもワークライフバランスも将来性も、実は女医より有望なのかもしれない。

◎所詮は税金依存職、日本が没落すれば道連れ

日本の医療は国民皆保険制度に支えられており、医療費の70〜１００%は公費由来である。医師免許が弁護士や会計士とは違って、「最低年収１０００万が保証された日本唯一のプラチナライセンス」と言われるのも、公費補助による高い需要があるからである。近い将来、日本経済が失速して社会保障費が一気に削減されたら、医師免許もシルバーライセンスぐらいに落ち込む可能性が高い。

１９８０年代のバブル期には、歯科医師は「当直がなく、医療事故の心配もなく、開業したら自由診療で大儲け」とされており、１９８９年の映画『愛と平成の色男』で主役の石田純一は、女にモテモテの開業歯科医を演じた。あれから30年、歯科医の待遇は下がり続け、私立歯科大の中には「数千万円の学費さえ出せれば誰でもＯＫ」「6年間で歯科医師になれる確率が20%以下」と囁かれるFラン歯科大も出現している。

少子高齢化が進行し、社会保障費の見直しが叫ばれる今後の日本で、現在の「生活保護受給者は医療費タダで上限なし」のような大盤振る舞いが永遠に続くとは思わない。歯科医師

の落日は他人事ではない。

◎キャリアパスは探すものではなく、自ら創るもの

「女医支援」と同様に「キャリアパス整備」というフレーズにも、個人的には違和感を覚えている。そもそも、キャリアパスなんて上から与えられるものではなく、各自の能力・興味・家庭環境などに応じて、自らオーダーメードで創るべき……と思うからである。

最近、私がハマっている料理本に、タサン志麻氏のシリーズがある。フランス人の夫を持ち、フランス留学や老舗フレンチレストラン勤務を経て、出産などを機にフリーランスの家政婦として独立。各家庭の家族構成や好みに応じた1週間分の作り置き家庭料理が評判を呼び、メディアから注目の「予約が取れない伝説の家政婦」である。

兼業主婦としては作り置き料理のレシピはもちろん参考になるが、「出張作り置き料理のフリーランス家政婦」というワークスタイルも興味深い。フレンチシェフとしての確かなスキルを基本に、限られた時間、子連れでも働ける出張作り置き料理人というスタイル、フランス人姑から教わった家庭料理、インターネット家政婦紹介システム……など、手持ちの札

を組み合わせて、レストランという箱やフランス料理という枠組みを超えてサービスを提供することで、やりがいのある仕事と家庭が両立するキャリアパスを自ら創ったのだ。

◎それでも目指す価値はあるか

林真理子氏の『下流の宴』は、2009年に発表された新聞小説である。地方の高卒フリーター女性が、医師家庭の息子（実は高校中退）と交際するが、彼ママに「住む世界が違う」と見下されたことに発奮して、猛勉強の末に医大合格を果たすが……というストーリである。2011年には、中園ミホ氏の脚本でドラマ化され、主役の美波《みなみ》と彼ママの黒木瞳が、全編でバチバチと火花を散らした。

日本は学歴社会と言うけれど、女性が勉強のみで社会階層をのし上がる手段は今でも少ない。医大進学は数少ないルートの一つであり、特に地方だと唯一にして最強のルートではないだろうか。

ここ数年、各種メディアで「女医として、妻として、母として、ますます輝く私☆」みたいなプチ女医タレントを見かけるが、個人的には全く羨《うらや》ましくない。ＳＮＳを拝見すると「ブランドファッション」「豪華タワマン自宅」「有名リゾートホテルでのバカンス」みたいなセレブ生活をアピールしているが、医学関係の記述は「自分の病院の宣伝」「イベントの宣伝」「ローションや下着の宣伝（医学的エビデンスなし）」……であり、「この人は医療や命を救うことには、あまり興味や情熱はないのだなぁ」と残念に思うからである。実名でセレブ生活をＳＮＳアピールする男性医師がいないのも、結局のところ「医学には興味ない」という印象を世間に与えて、仕事上の信頼を失いたくないからなのだろう。

男性医師の場合、院長がブログで「鼠径《そけい》ヘルニア手術のＴＥＰとＴＡＰＰの違い」のような「それ、一般患者は興味ないでしょ」と言いたくなるような専門的な話題を延々と書くのが目立つし、そういうブログを見かけると安心する。私見だが、やはり男性医師には仕事ファーストであってほしいし、医師とはファーストにする価値がある仕事だと思う。女医でも仕事のプライオリティは、少なくとも美容やバカンスよりは上であってほしい。

また、仕事のやりがいや面白さとは、医師免許を取れば自然に発生するわけではない。少なくとも20代は馬車馬のように働いて、それなりに失敗や挫折を繰り返し、医療裁判と紙一重ぐらいの修羅場を何度もくぐった末に見えてくるようなものだと思う。そして、セレブ生活アピール女医が残念なのは、結局のところ「医者としては、仕事にやりがいを感じるレベルに達していないんです」と告白しているようなものだからである。

英国のサッチャー元首相は、「お金は天から降ってこない。地上で稼ぎ出さねばならない」と述べたが、医師としてのスキルも、免許を持っていれば天から降ってくるものではなく、自ら努力して紡ぎ出さねばならない。それは決して簡単な道ではない。

でも、いくつかの修羅場をくぐり抜けた先には、ブランドジュエリーや海外リゾートなんかより、はるかに情熱を注ぐことができるワクワクする世界が待っているだろう。

あとがき

２０１９年５月、「京都府京丹後市立病院の男性産婦人科部長が急死し、市内で出産できない状態が続いている」というニュースがあり、「またか」との思いで私は聞いた。２０１５年には、東京都内の30代男性産婦人科医師が、月２００時間以上の時間外労働の末に自殺し、過労死認定されている。

巷では「産科は、自らの出産経験から患者に寄り添える女医がよい」と言われ、数の上では20～50代産婦人科医の過半数が女医なのに、過労死するのは決まって男性医師である。２００６年の福島県立病院の産科医逮捕事件、同年の奈良県町立病院の妊産婦脳出血死事件、など、逮捕や新聞沙汰になるのも男性医師ばかりである。

医大合格者女性率４割となった今も、当直・救急・僻地勤務のような、医療のハイリスクでキツい部分は、結局のところ男性医師が担っていることがほとんどである。そして、真に有効な医者の働き方改革の実現には、この事実を直視しなければ始まらない。

京丹後市立病院では産婦人科医を公募しているが、後任の目途は立っていない。２０１８年開始の新専門医制度による一極集中は当面続きそうだし、２０１９年度からの女性医学生率上昇の効果もあって、地方の産科施設は残念ながら閉鎖される一方だろう。

「妊娠出産育児の経験によって、人間としてのみならず、医師としても成長できる」とは巷では言われるが、私自身は、自らの出産経験で人間的に成長した実感はない。ただし、育児を経験して「手術を可能な限り17時までに終了させ、手術室スタッフの時間外労働を最小限にする」ことは強く意識するようになった。

麻酔手技を工夫して、シンプルかつ確実にこなし、必要なリスクは取って、迅速な手術進行を促して、「いつもは19時ぐらいが当たり前」だった症例数を、17時前に完了させて帰宅する。帰り支度をしていると、カーテンの向こうでは「今日の延長保育はキャンセルで」と、看護師が弾んだ声で保育園に電話する声が聞こえてくる……が、私の目標とする仕事スタイルである。また、こういう日々の積み重ねが、女性の社会進出につながってゆくと信じている。

なお、本文中のエピソードやスマホ画像は、個人情報保護などの観点から、一部フェイクを挿入している。

本書の執筆にあたり、光文社の草薙麻友子さん、森坂瞬さん、および執筆期間中の杜撰な家事育児に耐えてくれた夫と子供たちに感謝します。

筒井冨美（つついふみ）

1966年生まれ。フリーランス麻酔科医。地方の非医師家庭（医師ではない一般家庭）に生まれ、某国立医大を卒業。米国留学、医大講師を経て2007年より「特定の職場を持たないフリーランス医師」に転身。本業の傍ら、メディアでの執筆活動や、『ドクターX～外科医・大門未知子～』（テレビ朝日系）、『医師たちの恋愛事情』（フジテレビ系）など医療ドラマの制作協力にも携わる。著書に『フリーランス女医は見た医者の稼ぎ方』（光文社新書）、『フリーランス女医が教える「名医」と「迷医」の見分け方』（宝島社）がある。

女《じょ》医《い》問題《もんだい》ぶった斬《ぎ》り！　女《じょ》性《せい》減《げん》点《てん》入《にゅう》試《し》の真《しん》犯《はん》人《にん》

2019年6月30日初版1刷発行

著　者 ── 筒井冨美
発行者 ── 田邉浩司
装　幀 ── アラン・チャン
印刷所 ── 萩原印刷
製本所 ── ナショナル製本
発行所 ── 株式会社光文社
東京都文京区音羽1-16-6（〒112-8011）
https://www.kobunsha.com/
電　話 ── 編集部03(5395)8289　書籍販売部03(5395)8116
業務部03(5395)8125
メール ── sinsyo@kobunsha.com

 ISBN 978-4-334-04418-3

990
日本一の給食メシ
栄養満点3ステップ簡単レシピ100

松丸奨

今日から自炊が楽になる！ 楽しくなる！ 作りやすさを重視した3ステップの工程で、徹底的に時短を追求。給食日本一の小学校栄養士が考えた、今日から使える100のレシピ。

978-4-334-04396-4

991
プログラミング教育はいらない
GAFAで求められる力とは？

岡嶋裕史

ジョブズ、ザッカーバーグ、ペイジ、ベゾスを教育で生み出せるのか？ 2020年、プログラミング教育必修化に向けて問う。キモは、プログラミングではなく「プログラミング的思考」。

978-4-334-04397-1

992
子どもが増えた！
明石市 人口増・税収増の自治体経営《まちづくり》

湯浅誠 泉房穂
藻谷浩介 村木厚子
藤山浩 清原慶子
北川正恭 さかなクン

普通の地方都市で人口、税収ともに増え続けているのは、「誰も排除しない」支援策が要因だ。どこでもできる「やさしい社会」のつくり方を、元市長、社会活動家が論客とともに示す。

978-4-334-04398-8

993
日本のものづくりを支えた
ファナックとインテルの戦略
「工作機械産業」50年の革新史

柴田友厚

強いものづくりの背後には、強い工作機械産業が存在する。日本の工作機械産業が「世界最強」であり続けられたのはなぜか。二つの企業を切り口として、創造と革新のプロセスを描く。

978-4-334-04399-5

994
協力と裏切りの生命進化史

市橋伯一

ヒトはなぜ単細胞生物から現在のかたちとなったのか。生命と非生命を分けるものとは。生命はどこへ向かうのか。進化生物学の最新研究でわかった、「私たちの起源」と「複雑化の過程」。

978-4-334-04400-8

995
セイバーメトリクスの落とし穴
マネー・ボールを超える野球論
お股ニキ(@omatacom)

データ分析だけで勝てるほど、野球は甘くない。多くのプロ選手から支持される独学の素人が、未だに言語化、数値化されていない野球界の最先端トレンドを明らかにする。

978-4-334-04401-5

996
仕事選びのアートとサイエンス
不確実な時代の天職探し
山口周

「好き」×「得意」で仕事を選んではいけない――『世界のエリートはなぜ「美意識」を鍛えるのか?』の著者が贈る、幸福になるための仕事選びの方法。『天職は寝て待て』の改訂版。

978-4-334-04403-9

997
0円で会社を買って、死ぬまで年収1000万円
個人でできる「事業買収」入門
奥村聡

127万社が後継者不在で消えていく「大廃業時代」。普通の人が会社を安く買って成長させ、自由な生き方で安定した収入を得る方法を事業承継デザイナーが伝授する。

978-4-334-04404-6

998
大量廃棄社会
アパレルとコンビニの不都合な真実
仲村和代
藤田さつき

たくさん作って、無駄に捨てられる年間10億着の新品の服や、大量の恵方巻き。「無駄」の裏には必ず「無理」が潜んでいる。その実情と解決策を徹底レポートする。**解説・国谷裕子氏**

978-4-334-04405-3

999
12階から飛び降りて一度死んだ私が伝えたいこと
モカ　高野真吾

自殺から生還した経営者、漫画家、元男性のトランスジェンダーであるモカが、壮絶な半生の後に至った「貢献」の境地とは。取材を続ける記者が伝える。本人の描き下ろし漫画も掲載。

978-4-334-04406-0

光文社新書

1000
「％」が分からない大学生
日本の数学教育の致命的欠陥
芳沢光雄

いま、「比と割合の問題」を間違える大学生が目に見えて増えている。この問題の本質とは何か。現在の数学教育に危機感を抱いてきた著者が、これからの時代に必要な「学び」を問う。

978-4-334-04407-7

1001
1964東京五輪ユニフォームの謎
消された歴史と太陽の赤
安城寿子

気鋭の服飾史家が、豊富な史料と取材に基づき、闇に葬り去られようとした赤いブレザー誕生の歴史を発掘。また、なぜ歴史は消されかけたのか、詳細に分析する。

978-4-334-04408-4

1002
辛口評論家、星野リゾートに泊まってみた
瀧澤信秋

年間250泊するホテル評論家が、「星のや」「界」「リゾナーレ」22施設を徹底取材。熱狂的ファンを持つ星野リゾートの強さの秘密に迫る。星野佳路代表の2万字インタビューも収録。

978-4-334-04409-1

1003
ルポ 人は科学が苦手
アメリカ「科学不信」の現場から
三井誠

科学大国・アメリカで科学記者が実感したのは、社会に広がる「科学への不信」だった。その背景に何があるのか。先進各国に共通する「科学と社会を巡る不協和音」という課題を描く。

978-4-334-04410-7

1004
「食べること」の進化史
培養肉・昆虫食・3Dフードプリンタ
石川伸一

人類と食の密接なつながりを科学、技術、社会、宗教などの視座から多面的に描く。サルと分かれてヒトが誕生してから「SF食」が実現する未来までの、壮大な物語。

978-4-334-04411-4

1005
人生100年、長すぎるけどどうせなら健康に生きたい。
病気にならない100の方法
藤田紘一郎

「後期高齢者」で「検査嫌い」の名物医師が、医者や薬に頼らずに免疫力を上げる食事と生活習慣を徹底指南。人生100年、死なないのならば生きるしかない、そんな時代の処方箋。

978-4-334-04412-1

1006
ビジネス・フレームワークの落とし穴
山田英夫

SWOT分析から戦略は出ない?!／作り手の意志満載のPPM。／NPVは、なぜ少しだけプラスになるのか?――意思決定が歪む「危うさ」を理解し、フレームワークを正しく使う。

978-4-334-04413-8

1007
「糖質過剰」症候群
あらゆる病に共通する原因
清水泰行

緑内障、アルツハイマー、関節症、がん、皮膚炎、不妊、狭心症…全身を着々と蝕む糖質の恐怖。七千を超える論文を参照しつつ、現代に増え続ける様々な疾患と、糖質過剰摂取との関係を説く。

978-4-334-04414-5

1008
クジラ博士のフィールド戦記
加藤秀弘

シロナガスクジラの回復にはミンククジラを間引け?!――長年、IWC科学委員会に携わってきた著者による鯨類研究の最前線。科学者の視点でIWC脱退問題も解説。

978-4-334-04402-2

1009
世界の危険思想
悪いやつらの頭の中
丸山ゴンザレス

最も危険な場所はどこか?――それは、人の「頭の中」である。「世界各国の恐ろしい考え方」を「クレイジージャーニー」出演中の危険地帯ジャーナリストが体当たり取材！

978-4-334-04415-2

1010
愛する意味
上田紀行

あなたはなぜ、愛の不毛地帯にいるのか――長年、生きる意味を見失った現代社会への提言を続けている文化人類学者による、生きる意味の核心である「愛」に関する熱烈な考察。

978-4-334-04416-9

1011
太陽は地球と人類にどう影響を与えているか
花岡庸一郎

太陽は変化しない退屈な星?――「変わらない存在」として認識されてきた太陽が、いま、「変わる存在」として社会で注目を集めている。豊富な観測データで綴る「太陽物理学」入門。

978-4-334-04417-6

1012
女医問題ぶった斬り!
女性減点入試の真犯人
筒井冨美

医学部人気の過熱で女医率も高まる中、なぜ「女医は要らない」と言われてしまうのか。女医は医療崩壊の元凶か、救世主となるか? フリーランスの麻酔科女医が舌鋒鋭く分析する。

978-4-334-04418-3

1013
喪失学
「ロス後」をどう生きるか?
坂口幸弘

家族やペットとの死別、病、老化……私たちは「心の穴」とともに歩んで行く。死生学、悲嘆ケアの知見、当事者それぞれの向き合い方を学ぶ。過去の喪失から自分を知るワーク付き。

978-4-334-04419-0

1014
「ことば」の平成論
天皇、広告、ITをめぐる私社会学
鈴木洋仁

天皇陛下のおことば、ITと広告をめぐる言説、野球とサッカーが辿った道……。「平成」の形を、同時代に語られた「ことば」を基に探る極私的平成論。本郷和人氏推薦。

978-4-334-04420-6